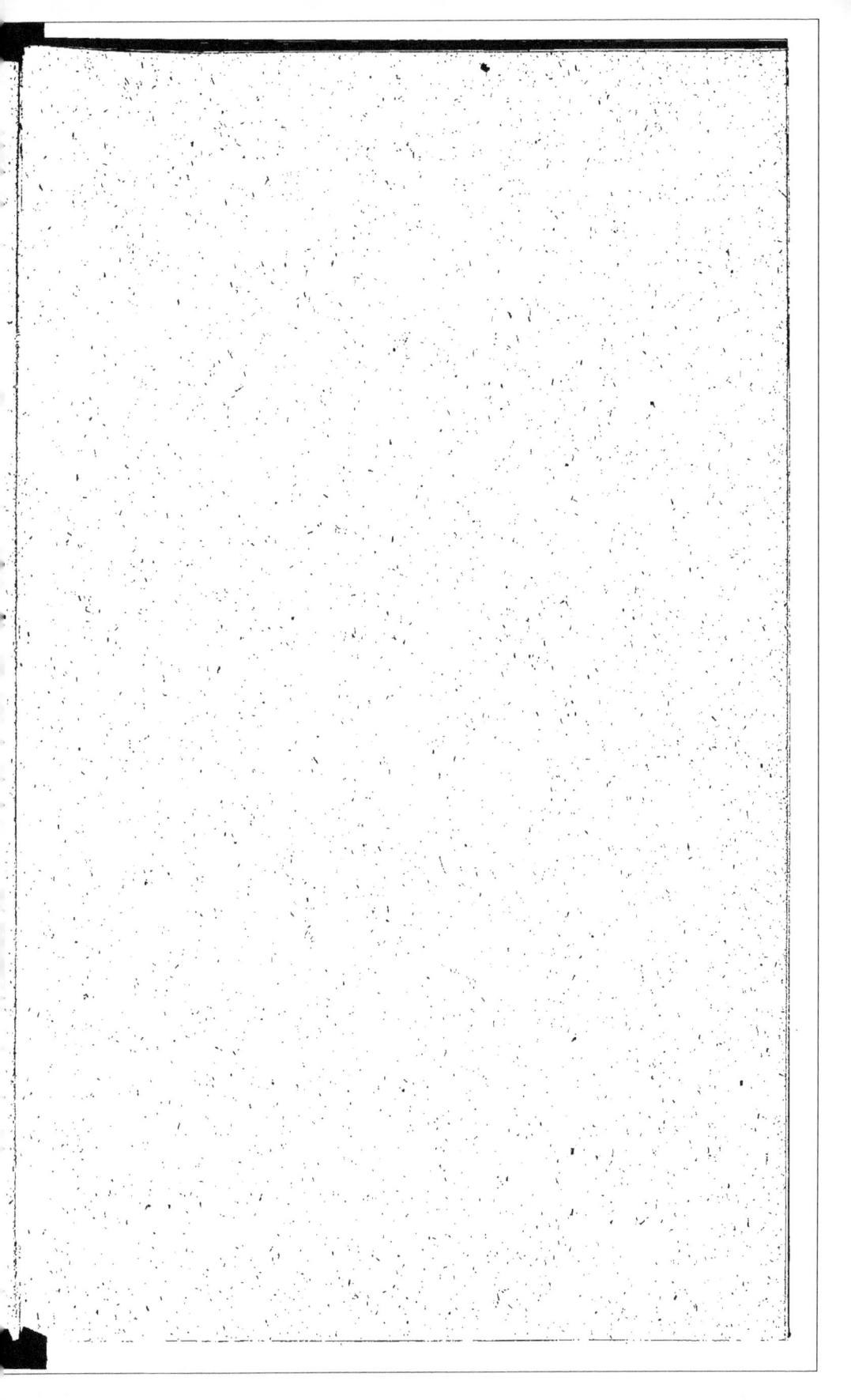

$T_b \; {}^{38}_{24}$

DISSERTATION

SUR

L'EFFET MÉCHANIQUE

DE L'AIR DANS LES POUMONS

PENDANT LA RESPIRATION,

Avec des Réflexions sur un nouveau moyen de rappeler les noyés à la vie, proposé par le docteur *Menzies*, médecin, Edimbourg;

Par J. C. F. CARON, ancien chirurgien aide-major gagnant maîtrise des Invalides ; membre du collége et de la ci-devant académie de Chirurgie ; et chirurgien en chef de l'hospice du Sud de Paris.

Prix, 1 franc 5o centimes.

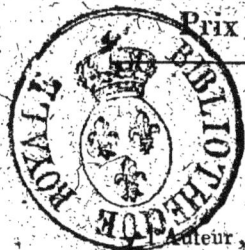

A PARIS,

Chez
l'Auteur, rue de la Harpe, près la place Michel, n.º 494.
CROULLEBOIS, libraire, rue des Mathurins, n.º 398.
MÉQUIGNON l'aîné, libraire, rue des Cordeliers, près l'Ecole de chirurgie.
MERLIN, libraire, rue du Hurpoix, n.º 13.

AN VI.

On trouve les Recherches critiques, du même Auteur, sur l'action chymique de l'air dans les poumons, chez les mêmes Libraires.

DISSERTATION

SUR

L'EFFET MÉCHANIQUE

DE L'AIR DANS LES POUMONS

PENDANT LA RESPIRATION,

Avec des Réflexions sur un nouveau moyen de rappeler les noyés à la vie, proposé par Menzies, D. M., Edimbourg.

DE tous les tems on a regardé la dilatation alternative des poumons comme la cause finale de la respiration. Tous les physiologistes se sont accordés à dire que l'action méchanique de l'air étoit la seule cause qui faisoit passer le sang à travers les vaisseaux pulmonaires; que cette action lui imprimoit une force d'impulsion qui entretenoit les mouvemens du cœur, et par conséquent la circulation: ces différens auteurs n'ont varié que sur certaines qualités qu'ils attribuent à l'air. Les uns lui donnent la vertu de rafraîchir le sang; d'autres, celle de le rendre élastique; il y en a enfin qui ont dit que l'air contenoit un nitre qui donnoit au sang la couleur rouge. Il étoit réservé à *Goodwyn* de changer toutes nos idées sur l'action méchanique de l'air sur les poumons, et d'en substituer de nouvelles que voici. Il prétend que le sang circule à travers les vaisseaux pulmonaires pendant toutes les périodes de la respiration naturelle; que la dilatation

A 2

des poumons ne sert qu'à y recevoir l'air atmosphérique ;
que cet air, dans sa décomposition produit un *gaz* nommé
oxigène, qui, agissant sur le sang, lui donne une couleur
vermeille, que, par-là, le sang acquiert une qualité stimu-
lante, qui suffit pour entretenir la circulation.

Pour établir ce nouveau système, *Goodwyn* s'est
appuyé sur ce que l'on dit assez généralement, qu'après
une expiration complette, les poumons sont encore contigus aux parties contenantes du thorax, et que, quand on
y fait une plaie qui pénètre dans sa cavité, on y trouve
un vuide considérable. Ce vuide, suivant *Goodwyn*, n'a
lieu que parce que l'air atmosphérique force, par son
poids, les poumons de s'affaisser, et chasse celui qu'ils
contiennent. Il a mesuré ce vuide avec de l'eau, et a
supposé que les poumons contenoient même quantité
d'air. Il a répété ces expériences plusieurs fois ; et de-là
il a établi en principe que les poumons contiennent toujours une quantité d'air suffisante pour maintenir leur contiguité aux parties contenantes; que cette quantité est au
moins de cent neuf pouces cubes; que celui qu'ils reçoivent
dans une inspiration ordinaire, n'étant que de quatorze
pouces, ne peut changer leur forme ; que leur dilatation
se réduit à si peu de chose, que les vaisseaux pulmonaires restent toujours ouverts, et disposés de manière à
recevoir et à toujours laisser passer le sang, que par conséquent la circulation s'y fait librement pendant tous les
tems de la respiration naturelle.

Mon but, dans ce mémoire, est d'examiner la solidité
de ce nouveau système, de chercher à m'assurer; 1.o s'il
est bien prouvé qu'il y ait contiguité des poumons aux
parties contenantes; 2.º s'ils s'affaissent lorsqu'on fait une
plaie pénétrante dans la cavité du thorax ; 3.o si on peut
prendre la mesure d'eau que les deux cavités peuvent contenir, pour celle de l'air que *Goodwyn* dit avoir été chassé des

poumons ; 4.° s'il existe réellement cent neuf pouces cubes d'air dans les poumons après une expiration complette. Ces recherches me conduiront à examiner les principes qu'il établit, d'après ces faits qu'il suppose, à en discuter les conclusions et les conséquences. Voilà le travail dont je me suis occupé ; j'espère que mes lecteurs auront pour moi quelque indulgence, et qu'ils me pardonneront mes erreurs, attendu que je ne suis point chymiste. Cependant si quelqu'un entreprend de me les démontrer, je lui demande de joindre des expériences en opposition aux miennes, et des raisons qui, détruisant ce que je dis, puissent m'instruire et me faire connoître en quoi je me suis trompé. Une critique instructive me fera plaisir ; bien pénétré que je suis de cette vérité, que l'on peut apprendre à tout âge.

Déterminer l'effet méchanique de l'air sur les poumons pendant la respiration (1).

Pour parvenir au but qui fait l'objet de cette section, *Goodwyn* dit : Il faut d'abord déterminer les différentes quantités d'air que consomment l'inspiration et l'expiration, et la dilatation respective des poumons dans les deux cas ; alors nous tâcherons de déterminer les effets de ces différens degrés de dilatation sur les vaisseaux pulmonaires et sur le cours du sang qui circule dans ses vaisseaux ; *et il ajoute* : D'abord nous essayerons de me-

---

(1) Section 3.ᵉ de l'ouvrage de Goodwyn, page 18.

surer la quantité d'air qui reste après une expiration complette.

Comme tout animal fait, en général, une expiration complette avant de mourir, il en faut conclure que les poumons d'un corps mort sont dans un état absolu d'expiration. On sait généralement que les poumons, dans l'état d'intégrité, sont toujours contigus aux parties contenantes de la poitrine, et que le diaphragme excepté, toutes les parties contenantes sont fixes et immobiles après la mort. Si donc nous parvenons à fixer le diaphragme d'un cadavre, et que nous fassions aux parties externes une ouverture qui pénètre dans la cavité de la poitrine, l'air atmosphérique entrera, par son poids, dans cette ouverture, et, agissant sur la surface des poumons, les forcera de s'affaisser et de chasser l'air qu'ils contiennent ; alors la portion vuide de la cavité de la poitrine, que les poumons occupoient avant l'expiration, sera la mesure du volume d'air qui sera sorti de leur intérieur. Si donc nous remplissons ce vuide avec de l'eau, cette eau nous donnera le volume d'air que les poumons conservent après l'expiration.

Ire. QUESTION. M'étant procuré un cadavre de grandeur ordinaire, j'appliquai une compresse sur la partie supérieure de l'abdomen, que je maintins fort serrée, pour contenir le diaphragme dans sa situation ; je fis alors, sur la partie la plus élevée de la poitrine, une légère ouverture qui pénétroit de chaque côté dans la cavité du thorax ; aussi-tôt les poumons s'affaissèrent, et conséquemment l'air qu'ils contenoient fut chassé au dehors ; sur le champ j'introduisis, par les ouvertures, de l'eau, et j'en versai jusqu'à ce que les cavités fussent remplies, elles en reçurent un volume égal à deux cent soixante-douze pouces. Ainsi les poumons de ce corps, supposé pris dans l'état d'une expiration complette, contenoient deux cent soixante-douze pouces cubes d'air.

La même expérience fut répétée sur deux autres cadavres, dans des circonstances à-peu-près semblables ; les poumons de l'un d'eux se trouvèrent contenir, dans l'état d'expiration supposée complette, deux cent cinquante pouces cubes d'air ; ceux de l'autre en contenoient deux cent soixante-deux.

Ces corps étoient morts par le supplice de la corde, et je n'avois pas pensé que ce pût être une source d'objections contre mon expérience ; mais depuis il m'est venu dans l'esprit que leurs poumons pouvoient n'être pas dans un état complet d'expiration ; que les personnes frappées de crainte faisoient souvent une profonde inspiration, qui pouvoit

A 4

avoir eu lieu avant que la corde eût été passée autour du cou, et que le nœud pouvoit avoir été assez promptement serré pour les empêcher d'expirer l'air avant cette opération.

Il n'est pas permis de croire que les poumons des personnes que l'on auroit étranglé dans le tems d'une forte inspiration, puissent retenir l'air inspiré après la mort, à moins qu'on ne suppose que la corde ne soit restée toujours serrée autour du cou ; car il est de fait que si la corde en avait été détachée, l'air en seroit naturellement sortie. L'usage journalier du soufflet en deviendra une preuve pour celui qui pourroit en douter. Quand le maréchal ou le forgeron abandonne la corde qui lui sert à mettre en jeu le soufflet au moment qu'il est plein d'air, on voit ses deux panneaux se rapprocher et chasser tout l'air qu'il contient. Il en est de même d'un animal au moment qu'il expire ; la charpente osseuse du thorax, qui s'affaisse naturellement, chasse l'air que les poumons contiennent, et la poitrine se met d'elle-même dans l'état d'expiration complette. On se convaincra encore de cette vérité par cette expérience cadavérique. Soufflez de l'air dans les poumons d'un cadavre ; la poitrine s'élève ; cessez de souffler, elle s'affaisse d'elle-même, et la charpente osseuse se remet dans l'état où elle étoit avant l'insufflation. Je dirai plus bas pourquoi les poumons des personnes, saines d'ailleurs et qui périssent de mort violente, contiennent bien plus d'air, que ceux des personnes qui meurent naturellement.

En conséquence, j'ai répété l'expérience sur divers sujets adultes, morts naturellement.

Dans quelques-uns, les poumons adhéroient aux deux côtés de la poitrine, et ne s'affaissoient pas complettement à l'ouverture du thorax; mais dans quatre d'entre eux, les poumons parurent s'affaisser très-bien, et voici les résultats que j'en ai obtenu :

Les poumons du premier conte-
noient.......................... 120 pouces cub.

Du second.................... 102

Du troisième................. 90

Du quatrième................ 125

Ces expériences suffisent pour prouver que les poumons contiennent une quantité considérable d'air, même après une expiration complette; mais cette quantité varie nécessairement dans les différens sujets, à proportion de la différente capacité du thorax, et il est bien difficile de prendre un terme moyen. Néanmoins, pour ne pas perdre la suite de ces recherches, je prendrai, pour le moment, le moyen terme de la dernière expérience, et je suppose que les poumons d'un homme contiennent cent neuf pouces cubes d'air, après une expiration complette.

Ces expériences suffisent bien pour prouver qu'il peut entrer dans les deux cavités de la poitrine une quantité d'eau équivalente à cent neuf, et, dans quelques circonstances, à deux cent soixante pouces cubes d'air et plus; mais elles ne prouvent pas que les poumons doivent contenir encore, après une expiration complette, cette même quantité d'air. C'est une question que nous allons soumettre à l'examen ; mais, pour plus grand éclaircissement, il est nécessaire de suivre encore *Goodwyn*, qui s'occupe à mesurer la quantité d'air qui entre dans les poumons pendant une inspiration ordinaire. Je ne rapporterai point tous les détails dans lesquels il entre ; je ne répéterai pas non plus ses expériences, parce que je n'ai pas les instrumens propres à cela. Je m'en tiendrai à ses résultats, et je me contenterai de dire que *Goodwyn*, en convenant qu'une exacte précision est difficile, prend pour moyen terme la quantité de quatorze pouces.

Les avis ont été de tous les tems partagés sur la somme d'air qui entre dans les poumons à chaque inspiration. Notre célèbre *Petit* qui ne pensoit pas à l'air *goodwynien*, la faisoit monter à vingt pouces ; mais il disoit dans ses leçons, que pour admettre cette quantité, il falloit avoir égard à la dilatation de la poitrine, et au refoulement du diaphragme dans le bas-ventre. *Jurin* dit qu'un homme reçoit quarante pouces cubes d'air dans chaque inspiration moyenne, et que dans la plus grande il peut en recevoir deux cents pouces. *Halès* est du même avis, ainsi que notre collègue *Hallé*, qui, dans l'ouvrage de *Goodwyn*, ajoute la note suivante, page 25 : *Chacun sait qu'il y a une différence considérable entre la quantité d'air que reçoivent les poumons dans une inspiration ordinaire et dans une profonde inspiration. Si quelqu'un fait une expiration entière, et qu'ensuite il inspire autant qu'il est possible, il en attirera souvent dans ses poumons plus de deux cents pouces cubes à chaque fois.*

Menzies (1) corrige le calcul de *Goodwyn*, et pré-

_____

(1) Voyez sa dissertation à la suite de l'ouvrage de Goodwyn, réimprimée depuis peu.

tend qu'après une expiration ordinaire, il doit rester dans les poumons une quantité moyenne de cent soixante-dix pouces cubes d'air, et il estime à quarante celle attirée par une inspiration ordinaire ; de sorte que dans ce tems les poumons contiennent deux cent dix-neuf pouces cubes, et nous n'en sommes point gênés. Maintenant réfléchissons un peu, et arrêtons-nous à deux suppositions. Quant à la première, aux cent neuf pouces cubes d'air restés dans les poumons, après une expiration complette, joignons les deux cents pouces que *Jurin*, *Halès* et *Hallé* prétendent qu'on peut inspirer, nous aurons trois cent neuf pouces cubes. *Goodwyn* a-t-il mesuré les poumons, et croit-il qu'on puisse y trouver un espace assez grand pour contenir cette masse d'air, sans que les vessicules bronchiques se déchirent ? Pour moi j'avoue que je ne puis le concevoir. Dans la deuxième supposition, nous en trouverons encore davantage ; prenons les deux cent soixante-douze pouces cubes que *Goodwyn* a obtenu dans sa première expérience (1), qui est vraie quant au fait ; mais dont il tire de fausses conséquences : ajoutons-y les deux cents pouces et plus, estimés par notre collègue *Hallé*, nous aurons quatre cent soixante-douze pouces cubes, masse d'air qui me paroît effrayante. J'aurai occasion de revenir encore là-dessus, pour dire plus amplement ma façon de penser ; mais ici poursuivons nos recherches ; et tenons nous en aux quatorze pouces, estimation de Goodwyn.

Ainsi, *selon lui*, l'air contenu dans les poumons, s'accroît à chaque inspiration, de quatorze pouces cubes ; mais le volume d'air contenu dans les poumons, avant l'inspiration,

(1) Voyez page 4.

étoit de cent neuf poucés cubes; il est donc,
après l'inspiration, de cent vingt-trois, et la
distension des poumons change dans cette proportion; ainsi leur dilatation, avant et après
l'inspiration, sont entre elles comme cent
neuf à cent vingt-trois.

Il est déjà facile de voir que le principal but de
Goodwyn est de persuader à tout le monde, qu'après une
expiration complette, les poumons sont encore contigus
aux parties contenantes, et qu'ils contiennent au moins
cent neuf pouces cubes d'air. Cette assertion qu'il croit
toute prouvée, quoiqu'il n'en ait pas encore donné une
preuve recevable, lui devient nécessaire pour faire valoir
ses idées neuves, pour établir un nouveau principe, par
lequel il prétend démontrer que les poumons, déjà dis-
tendus par cette masse d'air, n'éprouveront qu'un petit
changement par l'addition de quatorze pouces fournis
par l'inspiration; que conséquemment le changement dans
le diamètre des vaisseaux pulmonaires, sera pareillement
fort petit, et que rien n'empêchera que le sang, dans
l'un et l'autre état, ne circule librement dans les poumons, et que la dilatation des poumons, opérée par les
quatorze pouces cubes n'est pas la cause finale de la respiration. Je crois qu'il est essentiel de rapporter ici les
propres paroles de *Goodwyn*.

Si nous supposons (dit-il) les poumons ren-
fermant la quantité moyenne d'air qu'ils contiennent dans l'état d'expiration (c'est-à-dire
cent neuf pouces cubes) et que nous supposions
encore qu'ils en reçoivent quatorze pouces
de plus, leur dilatation augmentera, mais

uniformément et dans la seule proportion de
cent neuf à cent vingt-trois : les vaisseaux pulmonaires s'étendront aussi uniformément, et
dans tous les sens, et dans la même proportion.
Puis donc qu'il ne se fait d'autres changemens
dans les vaisseaux pulmonaires, que celui
d'une extension plus grande, et que cette
différence est elle-même si peu considérable,
le changement de leur diamètre doit pareillement être fort petit ; et si dans un des états
des poumons le sang circule bien dans leurs
cavités, il doit aussi fort bien circuler dans
l'autre ; et par conséquent le sang circule
dans les vaisseaux pulmonaires dans tous les
tems de la respiration naturelle.

Voilà donc un système nouveau bien établi ; mais
pour qu'il puisse prévaloir, pour que toutes les idées neuves
de *Goodwyn* puissent être adoptées, il faut, avant,
1.º être bien convaincu qu'il y a contiguité entre les
poumons et les parties contenantes du thorax ; 2.º il faut
prouver au moins l'existence des cent neuf pouces cubes
d'air après une expiration complette ; 3.º nous dire si cet
air est là inné ; s'il est là en permanence ; s'il est toujours
le même pendant la vie de l'animal ; s'il se renouvelle,
par quel méchanisme cela arrive ; 4.º nous dire quel est
le chemin par où une partie des quatorze pouces cubes
d'air inspiré pénètre jusqu'au sang ; 5.º nous démontrer
à *priori*, dans les vaisseaux pulmonaires, le changement de
la couleur noire du sang en une vermeille. Ces deux dernières conditions ont été le sujet de mes recherches sur
l'action chymique de l'air atmosphérique dans les pou-

mons, pendant la respiration, qui paroissent depuis peu.
L'explication de la troisième est trop difficile pour moi,
il faudroit que je fusse très-initié dans les mystères de la
métaphysique la plus profonde, pour pouvoir l'entendre
et y répondre. Elle me semble appartenir à la science
cabalistique, mystique, occulte ; en un mot, je crois qu'il
n'y auroit que la chymie moderne qui pourroit rendre
raison de faits aussi intéressans que profonds. Deux objets
principaux vont m'occuper dans ce mémoire, la contiguïté
des poumons à la plèvre et les cent neuf pouces cubes
d'air en permanence. Nous allons chercher à nous en
assurer, en établissant les deux questions suivantes :

I.re QUESTION. — Les poumons, dans l'état d'intégrité,
sont-ils toujours contigus à la plèvre, et remplissent-ils
parfaitement les cavités du thorax ?

II.me QUESTION. — Après une expiration complette,
les poumons contiennent-ils encore cent neuf pouces
cubes d'air ?

On trouve dans la physiologie de *Haller* beaucoup
d'expériences pour et contre la première question ; mais
elles y sont présentées sous un autre point de vue ; elles
servent à la discussion de cette autre question : *an pleuram
inter et pulmonem aer sit?* Cet air est devenu célèbre,
il a été la cause d'une grande et vive dispute entre
Haller et *Hamberger*. J'ai été longtems occupé à chercher quel avoit pu être le vrai motif de cette dispute, et je
m'en tiens à croire qu'elle n'est venue que parce que l'un et
l'autre ayant fait les mêmes expériences, ont trouvé des
résultats tout-à-fait différens et contraires. En effet,
Haller dit avoir vu contiguïté des poumons à la plèvre,
par-tout ou *Hamberger* n'en trouvoit point. Faisons connoître ici leurs argumens, ils seront utiles pour l'intel-
ligence de ce que nous avons à dire. Je ne rapporterai

que ceux qui ont un rapport direct à cette question : *Y a-t-il contiguité entre la plèvre et les poumons?* Par l'exposé de ces différentes expériences, on se convaincra facilement que cette importante question est encore en litige, et il sera difficile de concevoir sur quel fondement *Goodwyn*, s'est appuyé pour dire hardiment: *On sait généralement que les poumons, dans l'état d'intégrité, sont toujours contigus aux parties contenantes de la poitrine;* et on concevra moins encore comment il a pu s'en servir pour forger son système. Voyons donc ce que dit *Haller* à ce sujet. Je vais suivre sa marche, en commençant par citer les expériences, les argumens, les autorités dont se sert *Hamberger*, ensuite nous rapporterons celles de *Haller.*

Au troisième volume de la physiologie de *Haller*, lib. VIII, sect. II, § III, il y est dit :

An pleuram inter, et pulmonem aer sit.

Olim Galenus pulmonem à pleurâ dissidere docuit, et frequentes vivorum animalium incisiones citavit in quibus vidisset itâ se habere. Harvee, Helmont, Mercurius, Blanchard, etc. ont soutenu la même hypothèse.

Quibus argumentis is aer ostenditur.

Ferramenta pergunt minime raro per caveam pectoris trajiciuntur, neque tamen pulmo lœditur, idemque evenit, si anatomicâ manu stylus per pectus traditur; oportet adeò spatium esse inter pulmonem, et pleuram per quod ipsum gladius feratur, neque pulmonem violet.

Nempe submotis musculis intercostalibus, nudatâ pleurâ adparere aiunt, pulmonem ab eâ membranâ non undique contingi, et spatium, aere non dubiè vacuum, utrique interponi, item experimentum, eodem cùm eventu, vir illust. Batista Morgagnus in vivo

(16)

animale fecit. Aperto enim pectore, pulmonem infla-
tum nunquàm pleuram adlingere, aliùs auctor ex
stat.

Voici donc les principaux argumens, les autorités dont *Hamberger* se sert, pour prouver qu'à travers la plèvre, mise à nue, le poumon ne paroît pas y être par-tout contigu; qu'il y a un espace considérable, puisque des instrumens pointus ont pénétré dans la poitrine sans blesser les poumons, et que les poumons gonflés ne remplissent jamais parfaitement les cavités du thorax. Ces argumens sont de la plus grande force; ils sont appuyés par des expériences et des faits contre lesquels il me paroît bien difficile de faire des objections raisonnables. Voyons ce que *Haller* y oppose, et si, de ce qu'il dit, on peut en tirer des conséquences contradictoirement oppoéses à *Hamberger*.

Lib. VIII, sect. II, §. V.

Pleura pulmoni contigua.

Candidè nullâ parte sui roboris dissimulatâ adver-
sariorum argumenta proposui; superest ut ostendam,
cur ab iis aut auctoritatibus, aut experimentis non
passus sum persuaderi.

Oportet, ut comparentur, pleuram nudari. Id fit,
aut intercostalibus musculis curiosè remotis, ne pleura
lœdatur, aut abdomine aperto, aut pectoris cavea
dextra, ut sinistra clausa sit, deindè oculis in medias-
tinum directis, quod ipsa pleura est, ut cunque pleura
nudetur, adparet in cadavere hominis, aut quadru-
pedis, fœtusque pariter, et adulti, pulmo per pleuram
continuo positus, qui cœrulescente rete suo, per
ipsam pleuram pellucet, totum quœ pectus undique,
nullâ exceptâ particulâ accuratè replet. Quare idem
vulmo pectoris figuram exquisitè imitatur, sursum
convexus,

*convexus, sed pariter etiam inferius mo.uce cavâ,
et obliquè truncatâ basi, diaphragmati impositus.*

*Experimentum verò nudatæ pleuræ subjectique pul-
monis quotannis facere solebat summus anatomicus
Bernardus Sciegfricz, Albinus, etc. Eodem argumento
utuntur physiologi, et medici nuperiores viri Boerhaa-
vius, Gerardus Vanswieten, Dehaen, sed et ego
singulis annis idem experimentum coram frequentis-
simis auditoribus institui etiam in fœtubus.*

Haller ajoute que beaucoup d'auteurs ont vu cette
contiguité sur des animaux vivans.

*Sed etiam ego in vivo animale non infrequenter vidi
pulmonèm totum pectus replere, pleuram et costas
contingere, et deserere nunquam, sive pectus dilataretur, sive vicissim subsideret. Vidi ab anteriori pectoris sede quâ ipsa in hominibus solet inspici. Vidi per
mediastinum in eâ caveâ thoracis, quam non aperue-
ram; vidi per diaphragma.*

Tous ces argumens démontrent évidemment que c'est
de même à travers la plèvre mise à nue, que Haller exa-
mine ce qui se passe dans l'intérieur de la poitrine, que,
soit sur le cadavre, soit sur le vivant, il trouve par-tout
contiguité de parties.

Au chapitre VI du même livre, ayant pour titre:

Pulmonis à pleurâ fuga, quando aer exterior admittitur.

Haller continue ainsi à donner ses preuves.

*In eodem humano cadavere, cujus pleura pulmonem
contigua tegebat, si incidatur aliquâ cum curâ pleura
ne unâ pulmo violetur, continuo sensim semper recedit
à pleurâ pulmo, lento sed perpetuo gradu, magis ab
anteriori pleuræ planitie, minus à lateralibus et continuo diminuitur, se què ad dorsum recipit, donec
immotus minori cùm volumine quiescat. Una videas*

B

pulmonem inter et pleuram spatium nasci perpetuo major, eamque membranam tanquam supe inane tensam , albam fieri, opacamque ; nunquam fallit experimentum , nisi quando pulmo ad pleuram adhæsit.

Voici donc quelles sont les expériences , les argumens dont se sert *Haller* pour prouver son hypothèse. On a pu aisément se convaincre qu'il emploie à-peu-près les mêmes moyens qu'*Hamberger* ; que l'un voit contiguité partout, où l'autre ne la rencontre pas. Une contradiction aussi manifeste entre hommes aussi éclairés , doit laisser les lecteurs dans une grande incertitude, et Goodwyn auroit dû y être le premier ; car cette contradiction est plus que suffisante pour douter, grandement douter, et même convaincre , que cette question: *Y a-t-il contiguité entre les poumons et les parties contenantes du thorax ?* n'est pas encore résolue. Pour lors on est étonné, et on ne peut s'empêcher de se demander quelles sont les raisons qui ont pu engager *Goodwyn* à s'en tenir à l'affirmative, et à dire: *On sait généralement, etc.* (1) Voyant cette incertitude, n'auroit-il pas dû examiner par lui-même ; répéter les expériences déjà faites ; en faire de nouvelles, et dire: Je suis fondé à assurer, etc. Sans cela, qui n'est pas en droit, qui n'aura pas raison de dire à *Goodwyn :* Vous dites que cette contiguité existe, parce que *Haller* le veut ainsi, et moi je dis qu'elle n'existe pas, parce que notre ancien *Galien*, qui avoit des yeux comme un autre, ne l'a pas vu ? Qui ne respectera pas l'autorité d'un des pères de la médecine ? Qui peut s'étayer d'une plus grande , pour oser dire affirmativement au docteur *Goodwyn :* le fondement de votre système est faux, *il n'y a point de contiguité entre les*

_____

(1) Voyez page 3.

poumons et la plèvre ? Comme les poumons sont affaissés dans l'expiration, ils ne laissent point de portes ouvertes par où le sang puisse passer dans tous les tems de la respiration naturelle ; donc, etc. Ce n'est cependant que de la certitude de cette contiguité, qui est encore très-incertaine, que vous en déduisez cette autre proposition : *Il existe encore cent neuf pouces cubes d'air dans les poumons après une expiration complette.* Au lieu de chercher à vous serrer à glace, pour appuyer votre système ; au lieu de chercher à l'entourer d'expériences inexpugnables, qui font connoître le général habile, qui sait se défendre, vous vous contentez de quelques expériences insignifiantes, par lesquelles vous avez fait entrer, dans les cavités de la poitrine, cent neuf pouces cubes d'air, et, de cette possibilité, vous concluez affirmativement que les poumons, après une expiration complette, contiennent cette même masse d'air. En vérité, docteur *Goodvvyn*, on ne conçoit pas comment vous n'avez pas craint que vos collègues, les amis mêmes que vous avez consulté (1), comment ceux-ci, qui ont eu connoissance de votre ouvrage en 1789, ne vous ont pas fait ces demandes. Mon cher Docteur, avez-vous vu cet air ? quelle est sa couleur ? Avez-vous eu la précaution de le retenir dans quelque machine *pneumatico-chymique ?* L'avez-vous mesuré avec la même précaution que vous avez mesuré l'eau que peuvent contenir les deux cavités du thorax ? Vous êtes-vous bien assuré que ces deux cavités soient la mesure exacte des poumons ? Répondez-nous avec autant de franchise que nous en mettons à vous faire ces demandes ? Personne n'a encore pensé à vous parler avec cette bonne-foi si nécessaire pour le progrès de la science. Hé bien ! aujourd'hui 10 messidor, c'est moi qui,

_____

(1) Voyez l'ouvrage de Goodwyn, page 23.

en vérité de conscience , se croit obligé de vous dire ,
sans vous fâcher pourtant : Vous êtes le premier qui parlez
si sciemment , si scientifiquement de l'énorme quantité
d'air que contiennent encore les poumons , après une
expiration complette. Vous faites-là un être nouveau pour
beaucoup de personnes , ainsi que pour moi ; vous ne nous
le faites connoître encore qu'en imagination. N'y a-t-il
pas à craindre que vous ne le connoissiez pas mieux que
nous , et que vous ne supposiez son existence , que parce
que vous avez cru à la contiguité des poumons avec la
plèvre *fide magistrorum.* Pour moi, à tel prix que ce
soit , je veux connoître ce nouveau fruit de votre imagination. Je vais donc répéter les expériences rapportées
par *Haller,* pour ou contre la contiguité des poumons.
Si je n'y trouve pas les moyens d'attraper cet air ; je
tâcherai d'y joindre ceux que mon petit génie me four-
nira. Si je peux le rejoindre, j'aurai recours aux chymistes
modernes , pour apprendre d'eux le moyen de le retenir
en cage. Pour lors, après avoir fait voir cette pièce
curieuse à tous les savans en la nouvelle chymie fran-
çaise, je vous promets de faire un voyage tout exprès,
pour aller vous le porter à *Londres.*

Ire Exp. Mettre à nud la plèvre en différens endroits
de la partie antérieure du thorax, afin de remarquer s'il
y a contiguité entre elle et les poumons. Puis ensuite
ouvrir cette plèvre, pour voir l'affaissement qui, suivant
Haller, doit se faire *lento , sed perpetuo gradu.*

J'ai profité du premier cadavre; j'ai dénudé la plèvre
antérieurement en différens endroits, sur-tout entre la
deuxième , troisième , quatrième et cinquième côte, et
encore en quelques autres endroits de la partie antérieure
latérale du thorax. J'ai vu constamment qu'entre la deuxième , troisième et quatrième , il y avoit contiguité par-

faite du poumon; contiguité qui a toujours lieu, parce
que là les poumons y occupent tout l'espace. Je l'ai
distinctement reconnue à ses rets couleur d'azur, *cœrulescente rete*; et j'ai vu aussi qu'entre la quatrième et
la cinquième, quoique la plèvre fût bien transparente, les
poumons en étoient plus éloignés, ainsi que cette couleur
d'azur, qui étoit moins apparente. J'ai fait une remarque qu'il est nécessaire de rapporter ici : c'est que
si on n'a pas soin d'enlever exactement toutes les fibres
musculeuses et tendineuses des muscles intercostaux, celles
qui restent sur la plèvre, et qui se trouvent encore atta-
chées par une de leur extrêmité, se rétractent, en pre-
nant différentes formes, qui simulent parfaitement les rets
des poumons, en imposent, et peuvent concourir à faire
croire qu'il y a contiguité. J'ai ouvert la cavité du thorax
par une petite incision à cette plèvre; à l'instant elle s'est
obscurcie et est devenue d'un blanc opaque. J'ai de suite
agrandi l'ouverture, et quelque attention que j'y aie mise,
jamais je n'ai pu voir le poumon s'éloigner de la plèvre.
J'ai fait la même expérience de l'autre côté; je l'ai répété
sur quatre cadavres, j'en ai toujours obtenu même résultat,
et je puis assurer que, quoique j'y aie mis la plus grande
attention, jamais je n'ai pu découvrir l'affaissement, et
j'ai toujours trouvé les poumons affaissés et éloignés des
parties contenantes.

Je viens de dire que, lorsque l'on ouvroit la plèvre,
elle s'obscurcissoit et devenoit d'un blanc opaque. On a
vu que *Haller*, page 13, donne cette opacité pour une
preuve de l'éloignement et de l'affaissement des poumons :
elle ne l'est point, c'est une affection subite qui arrive à
la plèvre, et qui tient à quelque autre cause. J'en donne-
rai ailleurs mes idées. Je propose dès-à-présent ce phénomène à nos chymistes modernes, qui, sans doute, ne
seront point embarrassés pour nous en donner l'explication.

B 3

(22)

.IIme Exp. On sait généralement, dit *Goodwyn* (1), que les poumons, dans l'état d'intégrité, sont toujours contigus aux parties contenantes de la poitrine; que si on y fait une ouverture pénétrante, l'air atmosphérique entrera, par son poids, dans cette ouverture, et, agissant sur la surface des poumons, les forcera de s'affaisser et de chasser l'air qu'ils contiennent.

Hé bien, voyons si par quelques moyens, nous parviendrons à retenir cet air dans les poumons; si nous y parvenons, non-seulement il ne pourra s'échapper, mais nous empêcherons encore qu'il ne se fasse d'affaissement des poumons, et nous aurons l'air *goodwynien*.

J'ai séparé la trachée-artère de ses parties environnantes; j'y ai porté deux ligatures l'une près de l'autre; je les ai serré assez fortement pour oblitérer le conduit et empêcher l'air de sortir. Ensuite j'ai dénudé la plèvre aux lieux déjà désignés. Je n'ai pas mieux distingué que dans mes dernières expériences la contiguité des poumons. La plèvre ouverte est devenue tout-à-fait opaque, et l'ouverture entière de la poitrine m'a fait voir que les poumons étoient affaissés. J'ai employé les mêmes moyens pour le côté opposé, et j'ai obtenu même résultat. Cette même expérience fut répétée sur deux autres cadavres, et j'ai toujours trouvé les poumons affaissés.

J'ai fait en outre cette expérience sur sept à huit lapins; la partie membraneuse du diaphragme de ces animaux est mince et assez transparente, pour qu'on puisse voir à travers ce qui se passe dans la poitrine après avoir

(1) Voyez page 3.

oblitéré la trachée-artère par une ligature ; j'ai ouvert le bas-ventre, j'en ai écarté avec précaution les viscères, pour mettre cette partie membraneuse du diaphragme à découvert ; j'ai vu distinctement que les poumons ne remplissoient point toute la cavité de la poitrine. A plusieurs j'ai ouvert antérieurement le thorax, et j'ai toujours trouvé qu'il y avoit un vuide entre les poumons et la plèvre. J'ai détaché la ligature portée sur la trachée-artère, je n'ai pu observer aucun mouvement qui dénotât l'affaissement des poumons.

J'ai fait plus, au moyen d'un tuyau de pipe que j'ai introduit dans la trachée-artère de quelques autres lapins, j'ai fait souffler avec précaution, et lentement, dans les poumons : à travers la partie membraneuse du diaphragme je les voyois se gonfler, et par une marche proportionnée au soufle, occuper un plus grand espace ; mais sans jamais remplir toute la capacité du thorax. Lorsque je faisois cesser de souffler, les poumons s'affaissoient et reprenoient sur-le-champ leur volume ordinaire. Je peux dire avec vérité que quelque précaution que j'aie prise, jamais je n'ai pu voir l'affaissement des poumons s'opérer.

III.me Exp. Dans la crainte que la ligature que j'avois portée sur la trachée-artère ne l'eût déchirée ou crevée en quelques endroits, et que, par-là, l'air goodwynien ne se fût échappé, sans que je m'en apperçusse, j'ai cru qu'il falloit user d'autres moyens pour le retenir, et j'ai employé celui-ci : J'ai coupé le larinx à la base de la langue ; je l'ai séparé de ses parties environnantes ; j'y ai attaché une vessie mouillée, que j'ai assujettie, de manière à ce que l'air n'en pût sortir ; ensuite j'ai ouvert la poitrine, et j'ai dit : Si l'air, par sa présence, fait affaisser les poumons et chasse celui qu'ils contiennent, cet air sera reçu dans la vessie. Le moyen m'a paru immanquable et bien propre à le faire connoître. J'ai donc fait cette expérience sur dix à douze cadavres; sur huit à dix, je n'ai pu retirer, chaque fois, qu'un ou deux pouces d'air au plus, encore, pour les obtenir, me falloit-il comprimer avec la main sur les poumons; mais deux fois j'en ai vu entrer lentement dans la vessie entre douze à quinze pouces. Dans ces deux cas, j'ai observé que les poumons, dans le centre de leur surface antérieure, étoient plus gonflés que leurs rebords, et que toute cette partie gonflée étoit contiguë à la plèvre; que leur affaissement s'opéroit lentement, et de la même manière que s'affaissent les bulles de savon; que lorsque cet affaissement a été terminé, les poumons se sont trouvés éloignés de la plèvre; mais pas tout-à-fait en la même quantité que je l'avois remarqué aux expériences précédentes.

Cet affaissement des poumons m'a paru s'opérer absolument dn la même manière que *Haller* le rapporte au chapitre VI, déjà cité à la page 13; de sorte que, d'après, cela, il est clair qu'il faut que *Haller* ait toujours remarqué ce phénomène dans toutes ses observations cadavériques, pour qu'il en fasse une règle générale, tandis que je ne l'ai rencontré que deux fois. Je ne puis donc le regarder que comme une exception à cette règle, ou comme un cas qui n'est point du tout ordinaire. Sans autre réflexion, je vais tâcher d'en expliquer le phénomène.

On a vu, pages 4 et 5, que les poumons des personnes qui ont péri par le supplice de la corde, contenoient une fois plus d'air que les poumons des personnes âgées mortes naturellement de maladies. Or, pour se rendre raison de cette différence, il faut considérer les poumons dans deux états, sains ou malades. Les personnes saines qui périssent sans maladie précédente, sont dans le premier cas, leurs poumons doivent s'affaisser beaucoup plus que ceux des personnes qui périssent de maladie, sur-tout les vieillards, qui sont dans le second cas. Ces vieillards périssent ordinairement, parce que tous leurs organes sont usés et ne peuvent plus faire leurs fonctions. Pour lors, chez eux, les poumons s'engorgent, l'humeur bronchique s'y amasse, se mêle avec l'air, et produit cet état d'agonie pénible, ce gargouillement dans la poitrine, que l'on nomme râle. Dans ce cas, l'humeur bronchique est mélangée d'air, et si, par quelque cause, le *calorique* est abondant, il épaissira cette humeur amassée, qui restera là, bouchera les ouvertures par où l'air pouvoit s'échapper, et il séjournera, dans les vessicules bronchiques qui en seront distendues jusqu'à ce qu'une cause, une grande force, la compression subite et immédiate de l'air sur les poumons, par une ouverture des cavités de la poitrine, dérange et chasse cette humeur épaissie, pour laisser aux bulles d'air, déjà retenues, la facilicité de s'échapper et de s'éteindre à la manière des bulles de savon, d'où il s'en suivra un affaissement qui, comme je l'ai vu, se fera *lento , sed perpetuo gradu.* Cette explication se trouve appuyée par le fait; car j'ai trouvé dans la vessie, outre l'air, une certaine quantité de mousse, qui, exposée à l'air, s'éteignoit encore. En outre, comme toute cette masse épaissie ne sort pas des poumons et qu'il peut se faire qu'ils soient encore atteints de quelque engorgement, j'ai remarqué que, dans les deux cas cités, les poumons ne se sont point affaissés autant qu'ils auroient pu le faire, d'où doit naître une grande différence dans la capacité des cavités de la poitrine.

IV.me Exp. J'ai fait l'ouverture d'une femme morte d'un coup de sang, ou d'une érésipelle sur toute la partie supérieure du tronc. J'ai séparé le larinx, et j'y ai atta-

ché la vessie. Dans cette opération, j'ai été inondé de
sang. J'ai mis la plèvre à découvert aux parties accou-
tumées ; par-tout j'ai trouvé les poumons contigus ; la
plèvre ouverte est devenue opaque; quoique cette contiguité n'ait point disparu, les poumons sont restés gonflés
et boursoufflés, de manière qu'ils faisoient effort pour
sortir et formoient hernie ; j'ai enlevé toutes les parties
contenantes, pour bien mettre à découvert les poumons :
c'étoit du côté droit. Ce poumon n'en remplissoit pas
exactement toute la cavité. Son rebord inférieur ne
s'étendoit guère au-delà de la septième ou dernière des
vraies côtes. Il avoit une couleur bien plus brune que
de coutume. J'ai ouvert le côté gauche, où j'ai trouvé la
même chose. Quelque moyen que j'aie employé, je n'ai
pu faire affaisser les poumons, ni en faire sortir la
moindre bulle d'air. J'ai examiné si le larinx, si le conduit de la trachée–artère n'étoient pas bouché. J'ai fendu
ce conduit jusqu'à son entrée dans les poumons. Ils sont
toujours restés gonflés ; j'y ai fait plusieurs incisions,
d'où il est sorti une prodigieuse quantité de sang noir et
épais ; j'ai ouvert le péricarde, le cœur étoit fort gros; la
veine cave, le ventricule, l'oreillette droite, le tronc de
l'artère pulmonaire étoient prodigieusement gonflés par
le sang, tandis que l'oreillette gauche, le ventricule, ainsi
que la crosse de l'aorte, en contenoient peu.

J'ai fait, dans la cavité droite de la poitrine de ce
cadavre, une découverte utile à connoître, au sujet de
l'opération de l'empième à la partie la plus basse et la
plus déclive de la poitrine, c'est une adhérence intime de
la plèvre costale avec la diaphragmatique, qui étoit telle
que les deux plèvres ne formoient qu'une membrane
plus épaisse, et que rien n'a pu séparer. Elle commençoit à-peu-près à un demi-pouce au-dessous du rebord
inférieur du poumon, en suivoit la direction, c'est-à-

dire un peu au-dessous de la première des fausses-côtes, elle avoit oblitéré tout le reste inférieur de cette cavité.

Vme Exp. — J'ai gonflé les poumons en y introduisant de l'air, au moyen d'un soufflet à deux ames ; je l'y ai retenu en portant une ligature sur la trachée-artère, puis j'ai plongé, dans chaque côté latéral du thorax, un trois-quarts entre la septième des vraies côtes et la première des fausses. J'ai ouvert ensuite, pour m'assurer non-seulement si les poumons gonflés remplissoient la cavité de la poitrine, mais encore s'ils seroient blessés par le stylet ; j'ai trouvé que les poumons gonflés ne s'étendoient pas jusqu'au lieu où avoit pénétré le trois-quarts ; que cet instrument, après avoir pénétré dans la cavité de la poitrine, avoit percé le diaphragme, etc. Cette expérience, que j'ai répété cinq à six fois sur les deux côtés de la poitrine, m'a toujours réussi, et jamais le poumon n'a été blessé. Lorsque j'ai ôté la ligature portée sur la trachée-artère, les poumons se sont affaissés avec promptitude, mais l'affaissement n'a jamais été tel que je n'aie eu bien le tems d'en observer les effets.

VIme Exp. J'ai cru utile de répéter l'expérience citée à l'appui du système d'*Hamberger*, où il est dit : *Neque tamen pulmo lœditur, si anatomicâ manu stylus per pectus truditur.*

J'ai donc poussé obliquement, et suivant différentes directions, un long stylet dans la partie antérieure de la poitrine ; je lui ai fait traverser, de part en part, cette cavité, ayant soin qu'il ne la pénétrât, en profondeur que de quelques lignes ; ensuite j'ai ouvert cette cavité, et, dans cette expérience, j'ai trouvé que le stylet n'avoit aucunement atteint le poumon. De l'endroit où il étoit entré, à celui par où il est sorti, il y avoit au moins deux travers de doigts de distance, et, dans le centre, il y avoit plus de trois lignes de pénétration. J'ai répété

cette expérience huit à dix fois, une seule fois encore
j'ai obtenu même résultat ; mais, dans les autres, j'ai
trouvé le poumon embroché, tantôt au centre des deux
ouvertures, tantôt à l'entrée de l'instrument, et d'autres
fois à sa sortie. J'ai trouvé encore que, tantôt l'instrument
avoit pénétré dans la substance du poumon de plus d'une
ligne, tandis que dans d'autres il ne l'avoit pas embroché
ou pénétré au-delà de sa membrane externe. Ce non
succès m'a paru dépendre, 1.º de ce que, dans certains
cadavres, les poumons avoient contracté quelques adhé-
rences à la plèvre, et que, dans d'autres, leur éloignement de la plèvre n'étoit pas considérable. Ce qui me fait
dire qu'il faut qu'un observateur soit bien circonspect et ait
bien observé l'état cadavérique avant de prononcer : enfin,
je dois l'avouer, je n'ai pas acquis les lumières, l'habi-
tude, l'adresse nécessaire, que l'on ne peut obtenir
qu'après avoir souvent répété, et pendant long-tems, des
expériences aussi délicates.

Je crois que je ne ferai point de peine à mes lecteurs
de leur rapporter ici comment *Haller* explique la possibilité de pénétrer dans la poitrine avec des instrumens
pointus, sans blesser les parties internes.

Tom. III, lib. VIII, sect. II, §. VIII.

Ferramenta pergunt, etc.

*Si in vulneribus pectoris, levissimum, inter viscus,
et pleuram, quandoquè ferramentum transiit, neu-
tramquè partem læsit, nihil hic pulmo præ abdomine
privilegii habet, quod plenum esse, neque aerem visceribus circumjectum, habere omnium consensu cons-
tat, stylo ferreo, perforata vena cava est, intestinis
et visceribus illæsis; vulnus acinacis abdomini inflic-
tum in cavum ventrem penetravit, nequè ullum tamen
viscus læsit.*

Qui ne voit pas, pour peu qu'il soit initié en expériences cadavériques, que la réponse de *Haller* n'est pas juste, et qu'on peut aisément la rétorquer, en disant : La conformation, la configuration et la situation des viscères contenus dans l'une et l'autre cavité, ne peuvent souffrir de parité. Les poumons présentent une grande surface; ils sont, en outre, attachés d'une manière si stable, qu'ils ne peuvent céder ni échapper à l'instrument qui les frappe. Les viscères du bas-ventre, au contraire, les intestins sont flottans, ils présentent peu de surface, ou mieux ayant une forme cylindrique, ils ne présentent qu'un point à toucher ; ils sont, en outre, enduits, lubréfiés par une matière qui leur facilite les moyens d'échapper à l'instrument qui les frappe : de sorte que cet instrument peut pénétrer profondément, sans les blesser, et il ne blesse, en effet, que ceux qui sont stables et fixes; par exemple, la veine cave, l'aorte, etc.

VIIme Exp. Où j'ai trouvé le vuide de la cavité droite du thorax une fois trop grand, pour que le poumon, qui étoit trop petit, pût en remplir toute la cavité.

J'ai ouvert la poitrine d'une femme morte des effets d'une maladie inflammatoire au côté gauche, dont j'aurai occasion de parler bientôt. J'ai trouvé que le poumon, du côté droit, avoit perdu beaucoup de son volume, et que la cavité du thorax étoit très-grande. Cette diminution du poumon est venue, (et l'on n'en peut douter) de ce que la malade, pour éviter la douleur qu'elle ressentoit en respirant, s'étoit accoutumée à faire des inspirations et des expirations courtes et fréquentes, et par conséquent à recevoir peu d'air à-la-fois dans ses poumons, d'où il est arrivé qu'une grande quantité de vaisseaux aëriens et sanguins ne faisant plus leurs fonctions, ont dû s'affaisser, se rétrécir, même s'oblitérer, comme on sait qu'il arrive à tous les viscères creux du corps humain , qui ont perdu leurs fonctions ; par exemple, les intestins de ceux qui ont un anus artificiel , qui , ne recevant plus de matières qui les dilate, perdent leur capacité , et se rétrécissent souvent , de manière à ne pas permettre même l'entrée d'une plume à écrire dans leur canal. Ce fait , dont les effets s'expliquent et sont appuyés par l'analogie et le raisonnement , seroit-il seul , suffiroit pour faire douter , je dis plus , pour persuader qu'il n'y a pas de contiguité entre les poumons et la plèvre ; que les poumons ne remplissent point toute la capacité du thorax ; que les deux cavités peuvent recevoir une plus grande quantité d'eau que les poumons ne peuvent contenir d'air.

VIII.me Exp. *Haller* donne encore pour preuve de la contiguité des poumons à la plèvre, leur vicieuse adhérence de toute part ; voici comment il s'exprime , (il ne faut pas perdre de vue que *Haller* parle toujours de la non existence de l'air entre les poumons et la plèvre.

Tom. III, p. 130, lib. VIII, sect. II, §. VI.

Quare per conversam hujus propositionis, uti aer interjectus pulmoni , et pleuræ , nocet respirationi , ità nihil nocet quidquam ejus visceris ad pleuram adhæsio, quæ omnem intercedentem aerem excludit , neque sinit pulmonem à pleurâ recedere.

Cette adhésion totale des poumons à la plèvre ne peut pas plus servir à démontrer leur contiguité constante pendant tout le tems de la vie; qu'il est possible de prouver que le cœur est toujours étroitement embrassé par le péricarde, parce que l'on a trouvé plusieurs fois ces parties adhérentes entre elles. Personne n'ignore quelle est encore l'incertitude des physiologistes et des anatomistes sur cette matière; ils disent tous que la cavité du péri-

carde est grande, qu'elle semble avoir plus d'étendue
que le cœur n'a de volume : que peut être le cœur,
est-il étroitement embrassé par le péricarde. Voilà **un**
peut-être qui n'est pas suffisant pour faire preuve.

Il y a une autre espèce d'adhérence des poumons à la
plèvre, qui, je crois, pourra jeter un plus grand jour sur
cette matière ; c'est leur adhérence partielle. Elle s'annonce par un tiraillement douloureux que les malades
éprouvent quand ils font une forte expiration; elle est toujours précédée d'une maladie inflammatoire de la poitrine avec point-de-côté, que l'on nomme pleurésie. J'ai
été consulté plusieurs fois pour ce tiraillement douloureux, que j'attribuois à l'adhérence des poumons à la
plèvre. J'ai eu occasion de vérifier une fois ce fait sur le
C. *Cochin*, curé de la ci-devant paroisse *Jacques-du-*
haut-pas, mort en 1783, âgé de cinquante-huit ans. Il
m'avoit parlé maintes fois de ce tiraillement douloureux
au côté gauche et de sa cause. J'ai fait l'ouverture de son
cadavre pour une autre maladie intéressante et curieuse,
dont j'aurai occasion de parler sur la fin de ce mémoire.
J'ai trouvé le poumon adhérent en trois endroits à la
plèvre ; il étoit éloigné d'elle et suspendu par trois bandes
larges de trois à quatre lignes, et longues de plus d'une
ligne et demie à deux lignes; elles avoient la texture et la
même organisation que la plèvre; il n'y avoit de différence qu'en ce qu'elles avoient le double d'épaisseur.

IXme EXP. Il y a encore une autre expérience à
faire qui consiste à examiner si, sur les animaux vivans,
et à travers la plèvre mise à nud, on peut voir si les
poumons remplissent de toute part le thorax.

Haller dit que beaucoup d'auteurs on vu, par ce
moyen, cette contiguité permanente, et il ajoute : *Sed*
etiam ego in vivo animale, non infrequenter vidi pul-
monem totum pectus replere, pleuram, et costas con-

tingere et deserere numquam, sive pectus dilataretur,
sive vicissim subsideret, etc.

Il a soin cependant de prévenir que cette expérience
est des plus difficile à faire.

In vivis animalibus aliquanto difficilius experimen-
tum est, neque omnino mirari oportet, si etiam sub
periti incisoris cultro, in animale torto, validè se
agitante, cui acutum in angulum pectus eminet, vi-
tium experimento subrepserit, aerque per exiguum
vulnus, in pectoris caveam viam invenerit.

J'ai entrepris cette expérience sur deux chiens de
moyenne taille ; quoique je sois parvenu, non sans beaucoup de peine, à dénuder la plèvre en différens endroits ;
le sang dont je n'ai jamais pu tarir entièrement l'écoule-
ment, recouvroit à chaque instant la plèvre, et en l'obs-
curcissant m'empêchoit d'observer ; en outre l'agitation
de l'animal, sa respiration, qui, pendant tout le tems
de l'examen, étoit très-courte et très-fréquente, ont été
autant d'obstacles que je n'ai pu surmonter ; de sorte
qu'après beaucoup de tems et beaucoup de peine, j'ai
été obligé d'abandonner ces expériences, sans pouvoir
rien statuer de positif.

Voilà plus de cinquante expériences où j'ai mis (je
crois) toute l'attention, toute la précaution, et toute
l'adresse dont j'étois capable, pour trouver l'air *good-*
vvynien, sans lequel il ne peut y avoir de contiguité des
poumons avec la plèvre, après une expiration parfaite.
On a vu tout le soin que j'ai mis à répéter les expériences
de *Haller*, les moyens que j'y ai joints. Je n'ai trouvé
cette contiguité que trois fois, encore étoit elle l'effet de
maladies, dont j'ai fait connoître la cause. Quant à l'air
goodvvynien, je puis hardiment dire que je ne l'ai pas
encore vu, à moins que l'on ne suppose que le peu que
j'en ai rencontré, n'en soit un échantillon ; mais tout ce

que

que j'en ai obtenu, ne feroit pas la cent quatrième partie de ce dont *Goodvvyn* a besoin pour le soutien de son édifice systématique ; car il lui en faut au moins cent neuf pouces cubes, toujours en permanence dans les poumons, après une expiration complette.

Il ne me restoit plus qu'une expérience à faire, c'étoit celle sur un fétus mort au sein de sa mère, sans avoir reçu d'air dans ses poumons : j'étois gros de voir, si je rencontrerois contiguité comme le dit *Haller*, page 12, *fœtus que pariter*, etc. J'étois curieux de voir encore si les cavités de la poitrine étoient parfaitement remplies (comme il le dit aussi) par le thymus et par le volume du foie.

Lib. VIII, sect. V, §. I.

Respirationis utilitas.

In fœtu pulmo minimus est, brevissimus, et in exiguo thorace continetur, eum enormis hepatis moles comprimit, etiam thymus aliquam partem tenet tantilli pectoris, etc.

Enfin un évènement malheureux m'a fait rencontrer cette occasion à l'hospice du Sud. Aidé du citoyen *Allard*, un des élèves de cet hospice, à qui j'avois fait part du sujet de mes recherches. J'ai commencé par bien examiner la configuration extérieure de la poitrine. Je l'ai comparé avec celle de plusieurs cadavres, qui, pour lors, étoient là ; j'ai vu que le thorax de l'un et des autres étoit dans la même situation, c'est-à-dire que celui du fétus étoit dans un repos ou un affaissement aussi parfait que celui de l'adulte après une expiration complette; je n'y ai trouvé aucune différence. Le fétus, ainsi que les cadavres étoient couchés horizontalement sur une table. Avant d'ouvrir la poitrine du fétus, j'ai mis à nud la plèvre aux mêmes endroits que je l'avois fait aux cadavres adultes.

C

Cette plèvre réfléchissoit une couleur d'un brun-foncé : c'est tout ce j'ai pu voir, et on en sentira bientôt la raison. J'ai ouvert le côté droit de la poitrine, et nous avons distinctement reconnu que le thymus et le foie n'étoient pas assez gros pour remplir cette cavité de la poitrine, et comprimer sur le poumon, comme le dit *Haller* ; qu'il n'y avoit point de contiguité, mais un espace vuide assez grand pour contenir un petit verre d'eau ; la couleur de ce poumon étoit d'un brun-foncé, c'est pourquoi il réfléchissoit cette couleur à travers la plèvre. On n'y remarquoit aucun rets couleur d'azur, *cœrulescente rete*. J'ai ouvert le côté gauche avec la même précaution, et j'ai trouvé la même chose. Pour complétter cette observation et éviter toute objection, j'ai enlevé les poumons, je les ai coupés par morceaux, je les ai mis dans l'eau, il n'y en a pas eu un seul qui ne soit tombé au fond. Cette observation auroit besoin d'être appuyée d'autres faits semblables ; mais heureusement l'occasion de les rencontrer est fort rare ; j'invite les citoyens accoucheurs à ne point les laisser échapper quand elles se présenteront : c'est un service à rendre pour le progrès de la science. Ces remarques cadavériques offrent des réflexions importantes à faire pour l'objet que je traite. Comme ces expériences sont tout-à-fait les mêmes que celles que présente l'inspection des cadavres adultes ; qu'on y remarque mêmes circonstances ; qu'on ne trouve nulle contiguité ; qu'il y a aussi un vuide assez grand pour une si petite poitrine ; que l'état des poumons, et les épreuves que j'en ai faites, prouvent qu'il n'y étoit point entré d'air atmosphérique ; qu'on ne peut admettre qu'il en contienne, à moins qu'on ne suppose qu'il n'y soit inné. Comme il y a parité exacte entre toutes ces expériences ; comme la construction particulière des organes qui servent à la circulation du sang dans le fétus est telle, qu'au moyen du canal artériel, du trou de Botal, le sang n'a pas besoin de passer dans les poumons pour son entretien. Enfin, comme tous les résultats de ces différentes expériences rapprochées, fournissent des preuves complettes, on pourra affirmativement conclure que, faute de contiguïté, faute de l'air *goodwynien*, le sang ne peut pas circuler dans les poumons pendant tous les tems de la respiration, qu'après une expiration complette, les vésicules pulmonaires sont affaissées ; que les vaisseaux qui rampent sur leur surface, se remplissent pendant ce tems ; qu'il restera là en retard, et qu'il faut une action méchanique qui distende les vésicules, pour forcer les vaisseaux pulmonaires à se débarrasser.

Il y a nombre de systèmes par lesquels les physiologistes expliquent le *quomodo* de la circulation. *Goodwyn* attaque celui de *Haller*, et il n'a pas tort; car Haller, en admettant contiguïté des poumons, assure *que les vaisseaux pulmonaires sont changés dans les différens tems de la respiration; qu'ils sont considérablement allongés dans l'inspiration; que leurs angles et leurs diamètres se disposent de la manière la plus favorable à la circulation du sang; qu'au contraire ils sont fort raccourcis dans l'expiration, et qu'alors leurs angles et leurs diamètres éprouvent de tels changemens, que le passage du sang en est entièrement intercepté.*

Cette assertion, de la part de *Haller*, n'est pas juste; non-seulement elle se trouveroit détruite par le système de *Goodwyn*, si tous les faits qu'il rapporte étoient suffisans; mais elle l'est réellement par la très-judicieuse note de notre collègue *Hallé* (1), qui dit, avec raison : *Supposer, avec Haller, que les angles des vaisseaux soient*

_____

(1) Voyez Goodwyn, page 29.

C 2

changés, quoique la forme des poumons ne le soit
pas, c'est aller contre un des principes fondamentaux
de la géométrie. En effet, on doit avoir de la peine à
concevoir comment *Haller*, en admettant la contiguité
des parties contenues de la poitrine, avec les contenantes,
ce qui ne change presque plus la forme des poumons, a
pu dire que, dans l'expiration, les angles des vaisseaux
étoient changés au point d'interrompre le cours du sang.
Malgré que *Haller* se soit trompé, son systême, que nous
n'admettons pas, prévaudra toujours sur celui de *Goodwyn*,
jusqu'à ce que celui-ci nous ait fait voir la contiguité des
poumons à la plèvre, et qu'il nous ait payé les cent neuf
pouces cubes d'air qu'il nous doit, et que, jusqu'aujourd'hui, j'ai cherché en vain.

Goodwyn n'est pas le premier qui ait attaqué le sys-
têine de *Haller*; on connoissoit, il y a plus de quarante
ans, les expériences d'*Helvétius*, par lesquelles il prou-
voit que les vaisseaux des poumons ne sont pas plissés et
ne forment point d'angles dans l'expiration. Dans ce tems-
là même, on connoissoit aussi un systême, qui, je crois,
est de *Martine*, médecin suédois, au moyen duquel on
explique, d'une manière plus conforme à la vérité, tous
les phénomènes de la respiration. On y démontre que la
circulation s'opère par une compression latérale sur les
vaisseaux pulmonaires, qui a pour cause la présence de
l'air atmosphérique qui dilate les bronches pendant le
tems de l'inspiration. Je vais en donner ici un apperçu,
que je rendrai le plus succinct qu'il me sera possible; et
pour me faire mieux entendre, je crois qu'il conviendroit
d'établir les deux propositions suivantes.

Ire PROP. Dans quel tems le sang passe-t-il plus vîte
dans les poumons?

IIme PROP. Dans quel tems y est-il en retard?

Ire Prop. Dans l'inspiration, les poumons se gonflent, toutes les vésicules sont distendues, elles compriment les vaisseaux sanguins qui rampent sur leur surface. Cette compression, qui est latérale, doit chasser, en tous sens et rapidement, le sang contenu dans les vaisseaux, si la résistance que rencontre le liquide est égale ; mais si elle ne l'est pas, la compression déterminera le fluide à enfiler la route qui offre moins de résistance. Or, le centre de compression se trouve sur les ramifications des artères et des veines. Comme il est évident que la résistance est plus grande du côté du ventricule droit du cœur et de son oreillette, où le sang abonde de toute part, que du côté de l'oreillette et du ventricule gauche, où il y a portes ouvertes, le sang enfilera nécessairement les veines pulmonaires, et avec d'autant plus de facilité, que la pression sera forte. Or, dans ce cas, le mouvement du sang sera singulièrement rallenti dans les troncs principaux de l'artère pulmonaire, où il sera, en quelque manière, suspendu ; mais, dans ce moment, la masse du poumon sera presque exsangué, et sa couleur sera d'un rouge pâle. Cette pâleur a été observée bien des fois par les chirurgiens dans les blessures pénétrantes de la poitrine : elle devient une preuve que c'est dans l'inspiration que le sang passe plus vite dans les poumons.

IIme Prop. Dans l'expiration, au contraire, toute pression, de la part des vésicules, cesse ; le sang artériel qui est comme suspendu dans les principaux rameaux de l'artère pulmonaire, tombe dans toutes les ramifications avec la force que lui aura imprimé l'oreillette, le ventricule droit du cœur, et que lui imprime encore l'action actuelle de l'artère pulmonaire ; il se rallentira dans ses ramifications, et plus encore dans les veines ; 1.° parce qu'elles n'ont point d'action par elles-mêmes ; 2.° parce que, selon les loix du mouvement, le sang doit perdre de sa force d'impulsion; à mesure qu'il s'éloigne du lieu où elle lui a été imprimée. Dans cet état, tous les vaisseaux du poumon seront donc remplis d'un sang qui restera là jusqu'à ce qu'une nouvelle inspiration l'en fasse sortir. Quoique cette explication me paroisse assez claire pour n'avoir pas besoin d'être appuyée par aucune preuve, j'avois cependant dessein de le faire, et de raporter, pour cela, les expériences de *Goodwyn*, qui sont contenues dans la première section de son ouvrage, où il s'agit de constater les effets généraux de la submersion sur les animaux vivans, Mon intention étoit aussi d'y joindre des réflexions sur la cinquième section, où il s'agit de déterminer quelle est la nature de la maladie produite par la submersion; mais je n'aurois pu m'empêcher d'entrer dans des détails qui m'auroient menés trop loin, et qui ne nous apprendroient guère plus que ce que j'ai dit sur cet ouvrage. Cependant si je m'apperçois, par suite, que cela devienne nécessaire, j'en ferai le sujet d'un troisième mémoire.

Ayant donc travaillé en vain, ayant donc fouillé inutilement par-tout, pour trouver les fondations du grand système de *Goodwyn*, j'allois finir ici par rapporter ses conclusions et y joindre mes réflexions; mais en causant de cet ouvrage avec un zélé médico-chymiste, je fus étonné de lui entendre dire que l'hydrothorax seroit toujours une preuve impugnable en faveur du système de *Goodwyn*; qu'il ne croyoit pas qu'on pût jamais fournir d'objections assez fortes, et qu'il y auroit folie de vouloir contester un fait qui démontre aussi évidemment que la circulation peut se faire encore librement à travers les poumons, quoiqu'ils soient comprimés par une aussi énorme quantité d'eau épanchée, qui doit en diminuer de beaucoup le volume; que si je voulois bien réfléchir à ce fait, je serois bientôt pénétré de cette grande vérité, et pour lors , forcé d'abandonner ce mémoire. De-là j'ai jugé que si je ne continuois pas ce travail jusqu'au bout, je pourrois bien m'attirer des reproches. J'ai donc réfléchis , considéré attentivement les effets et les phénomènes de l'hydrothorax ; voici les réflexions qu'ils m'ont suggérées.

Goodwyn ; nonobstant cela, on pourroit croire encore que le sang ne circule pas avec une égale liberté dans tous les périodes de la respiration ; que , dans l'état d'expiration , son cours doit éprouver assez de retard pour occasionner une surcharge dans les vaisseaux de la partie droite du cœur ; que cette surcharge est suffisante pour interrompre et suspendre les autres fonctions; si cela est, le même effet doit avoir lieu en introduisant dans la cavité du thorax une quantité de quelque fluide que ce soit, capable de comprimer les vaisseaux , et d'en exprimer assez d'air pour réduire le volume au-dessous de ce qu'il est dans l'expiration ordinaire ; c'est ce qui arrive souvent dans le corps humain par l'effet des maladies; une quantité de liquide aqueux se filtre dans la cavité de la poitrine entre les parties contenantes et les poumons ; il occupe un espace considérable ; il réduit le volume des poumons bien au-dessous de ce qu'il est dans l'état d'expiration , et cependant les fonctions ne sont pas encore suspendues.

C 4

Différens auteurs rapportent maints exemples de cette maladie, où le fluide épanché a été plusieurs fois évacué pendant la vie du malade; et on lit, dans les mémoires de l'académie de Chirurgie, tom. II, pag. 546, une observation, dans laquelle l'auteur exprime son étonnement, que le sang pût circuler dans les poumons, tandis que le thorax renfermoit une telle quantité de fluide: elle étoit de près de six pintes, c'est-à-dire deux cent quatre-vingt-huit pouces cubes.

Si l'auteur de cette observation a exprimé son étonnement de ce que le sang pût circuler dans les poumons, tandis que le thorax contenoit six pintes de fluide, c'est qu'il ne connoissoit pas les expériences de *Goodwyn*. Car sachant par lui que les poumons contiennent au moins cent neuf pouces cubes d'air, qui y sont en permanences; sachant de plus que, suivant *Jurin*, *Halès*, et notre collègue *Hallé*, ils peuvent encore en recevoir deux cents pouces cubes dans une forte inspiration, et que cependant cette somme d'air ne gêne en aucune manière, et n'empêche point le sang de passer très-librement à travers les vaisseaux pulmonaires; il auroit vu que le fait qu'il rapporte n'a rien d'extraordinaire, et que cette masse d'eau, équivalente à deux cent quatre-vingt-huit pouces cubes d'air, n'est rien en comparaison de celle que *Goodwyn* fait entrer dans les poumons, puisque ce viscère, reconnu depuis *Galien*, pour être moins grand que la cavité du thorax n'a d'étendu, peut, suivant ces observations, en contenir trois cent neuf pouces, ce qui fait vingt-un pouces de plus, et cependant la circulation s'y bien faire.

J'ai fait souve. ' (dit *Goodvvyn*) une ex-périence semblable sur quelques chiens, en leur donnant un hydrothorax artificiel. Je pratiquois une ouverture oblique entre les fibres des muscles intercostaux; j'introduisois par-là, dans la poitrine, une quantité d'eau suffisante, pour remplir le tiers de toute la capacité; je fermois ensuite l'orifice de cette ouverture; toutes les fois j'occasionnois une grande difficulté à respirer.

Pour donner à ces expériences tout l'intérêt dont elles auroient pu être susceptibles, *Goodwyn* auroit du entrer dans des détails qu'il étoit indispensable et d'une né-cessité absolue de nous faire connoître; comme de nous apprendre quelle étoit au juste la quantité d'eau qu'il a employé dans chacunes d'elles: s'il en a introduit dans les deux cavités de la poitrine, où s'il s'est contenté de n'en introduire que dans un côté; car, sans cela, ses expériencs deviennent insuffisantes et ne peuvent rien prouver; et on ne peut être étonné, s'il n'est résulté aucun accident de l'introduction d'une aussi petite quan-tité d'eau; en effet, d'après ce que je viens de dire, on peut douter si cette petite quantité d'eau, introduite dans les cavités du thorax, qui sont bien plus grandes que les poumons n'ont d'étendue, étoit suffisante pour les atteindre, les recouvrir, faire compression sur eux, et en réduire le volume. Il est étonnant que *Goodwyn* ne fasse aucune mention du rôle que l'air qui a pénétré dans la poitrine, au moment de son ouverture, a dû y jouer. Cependant il auroit pu le prendre en considération pour beaucoup.

Dans ces exemples le volume du poumon

devoit être fort diminué, et la quantité d'air
la plus grande qu'ils puissent contenir, étoit
beaucoup moindre que celle qu'ils contiennent
en pleine santé dans l'état d'expiration, et
cependant il circule assez de sang dans les
vaisseaux pulmonaires, pour tenir en activité
le ventricule gauche du cœur, et maintenir
les autres fonctions.

Si donc le sang circule à travers les vaisseaux pulmonaires avec ce degré de liberté,
quand le volume des poumons est si fort diminué, il doit assurément y circuler avec
une égale facilité dans l'état d'expiration,
quand leur volume est beaucoup plus considérable encore; il faut donc conclure que,
dans l'état d'expiration, le sang circule assez
librement dans les poumons pour le maintien
de la santé.

Cette conclusion seroit juste et excellente, si, comme
Goodwyn le prétend, le volume des poumons étoit fort
diminué dans les hydrothorax, soit naturels, soit arti-
ficiels, et si par-là la quantité d'air la plus grande qu'ils
puissent contenir, étoit beaucoup moindre que celle qu'ils
contiennent en pleine santé dans l'état d'expiration. Mais
les choses se passent autrement, et avant de le prouver, il
nous faut parler en peu de mots des épanchemens dans le
thorax, et supposer, ou les deux cavités du thorax remplies
par le fluide, ou le fluide épanché dans une seule cavité. Je
dis que dans le premier cas, la difficulté à respirer sera d'autant plus grande que l'épanchement deviendra plus considérable, et que le sang doit éprouver de la peine à passer

dans les poumons, à raison de cette difficulté; et que, du moment que les deux cavités seront remplies, que la compression agira sur tous les points du poumon, la mort ne doit pas tarder à s'en suivre, car la présence du fluide épanché dans les deux cavités, doit produire le même effet que lorsque l'air atmosphérique y entre à la suite d'une plaie. L'expérience a appris, et les praticiens en chirurgie savent que l'air affaisse les poumons, les réduit en l'état d'expiration complette, et par-là occasionne des accidens si bien décris par *Haller*, et cités à la page 9 de mes recherches critiques sur l'action chymique de l'air atmophérique dans les poumons.

Mais il en arrive autrement lorsque l'ydrothorax, ou mieux l'épanchement d'un fluide quelconque se fait dans un seul côté. Le poumon, de ce côté, subit la même affection, petit à petit il s'affaisse, et sur la fin il se trouve comprimé de toute part, de manière que l'air n'y peut plus entrer; pour lors ses vésicules ne pouvant plus être dilatées, le sang ne peut plus être chassé des vaisseaux pulmonaires, et la circulation s'arrête; mais qu'arrive-t-il alors? c'est que tout le sang de l'artère pulmonaire prend, petit à petit et relativement aux différens degrés de compression, la route de l'autre poumon; il s'y porte en assez grande quantité pour l'entretien de la circulation, et le malade peut vivre long-tems dans cet état. Comment cela arrive-t-il? C'est ce qu'il nous faut expliquer par des observations anatomiques et pathologiques.

Par l'anatomie, on sait que l'artère pulmonaire se divise en deux branches, qui ne tardent pas à pénétrer, l'une le poumon droit, et l'autre le poumon gauche; toutes deux forment une arcade, dont la convexité regarde en haut, et la concavité en bas; de-là il part une infinité de branches, qui se répandent dans toutes les parties des poumons, se portent sur chaque vésicules, où elles se ramifient à l'infini, et forment, conjointement avec les veines capillaires, le rézeau admirable de *Malpighi;* de-là naissent les premières branches des veines pulmonaires, qui, se réunissant les unes aux autres, ne forment plus que deux troncs de chaque côté, qui s'ouvrent dans l'oreil-lette gauche.

Par cette organisation particulière des vaisseaux pul-monaires, on concevra aisément que, si par une com-pression quelconque plusieurs vésicules bronchiques sont assez affaissées et comprimées, ou si leurs membranes sont assez engorgées pour comprimer les vaisseaux qui rampent sur leur surface, et empêcher le sang de les traverser ; ce même sang doit refluer dans les vaisseaux qui rampent sur d'autres vésicules, qui sont libres, et que si petit à petit cette désorganisation augmente, à la fin la circulation y sera entièrement interceptée. Pour lors le sang ne pouvant plus pénétrer à travers les vaisseaux de ce poumon, sera obligé (comme je l'ai déjà dit), d'en-filer la route des vaisseaux du poumon sain, qui souf-frira peu ou point du tout de l'état maladif de l'autre poumon. En outre dans ces sortes d'épanchemens l'ex-périence fait voir que par les soins de la nature, toujours occupée de notre conservation, le fluide augmente cette cavité, en écartant les côtes les unes des autres, ou en refoulant le diaphragme dans le bas-ventre, plutôt que de porter son effet compressif sur le médiastin, et de rétrécir par-là la cavité opposée. Voilà ce que l'autopsie anatomique vous apprend de positif; et je ne crois pas qu'on puisse le révoquer en doute. Joignons-y à l'appui quelques observations pathologiques.

Sans chercher plus loin, prenons la même observa-tions rapportée par *Goodvryn,* et qu'il a tiré des mé-moires de l'académie de Chirurgie, dans laquelle l'auteur exprime son étonnement de ce que le sang a pu circuler

dans les poumons, tandis que le thorax renfermoit une
quantité de six pintes, c'est-à-dire deux cent quatre-
vingt-huit pouces cubes; mais l'étonnement doit cesser,
actuellement que l'on sait que le fluide ne pouvoit être
épanché que d'un côté, et que telle compression qu'il
y exerçât, elle ne pouvoit qu'empêcher le sang de passer
à travers les vaisseaux de ce côté, dont les parois se
trouvoient affaissés sur eux-mêmes, sans pouvoir mettre
aucun obstacle à ce qu'il se portât du côté opposé, où
tous les passages étoient libres, et à travers lesquels il en
pouvoit passer une assez grande quantité pour l'entretien
de la circulation et la conservation de la vie.

Mais pourquoi n'imiterions-nous pas ici Goodwyn ?
Pourquoi ne marcherions-nous pas de l'expérience au
principe, du principe aux conclusions, et des conclusions aux conséquences (1); il me paroît que ce doit
être un champ libre pour tout le monde. Raisonnons
donc, et disons : deux cent quatre-vingt-huit pouces
cubes d'eau ou d'air ont pu être renfermés dans une des
cavités du thorax, sans qu'ils empêchassent le sang de
circuler dans les poumons. Or rien n'empêche que l'autre
cavité ne puisse en contenir autant, sans empêcher encore le sang de circuler librement dans les poumons ;
ainsi deux fois deux cent quatre-vingt-huit pouces cubes,
font bien cinq cent soixante-seize pouces cubes, qui seront contenus dans les deux cavités. Or comme les deux
cavités sont la mesure des poumons, nous allons conclure
que les poumons, quoique reconnus depuis *Galien* être
plus petits que les cavités du thorax n'ont d'étendue,
doivent contenir cinq cent soixante-seize pouces cubes d'air.
Donc, malgré cette grande surcharge, la circulation doit

(1) Voyez la note du traducteur, page 2 de l'ouvrage de
GOODWYN.

se faire encore librement. Je crois avoir ici imité en tous points *Goodwyn*, avoir comme lui rigoureusement marché de principes en conséquences, etc. etc. Je laisse aux lecteurs le soin de juger de cette logique expérimentale.

Maintenant, pour éviter toutes espèces d'objections, je vais rapporter quelques observations d'amas très-considérables de pus dans une des cavités de la poitrine, qui n'ont presque point troublé les fonctions des poumons, et qui vont prouver d'une manière péremptoire, que dans ces cas le poumon du côté opposé, sain d'ailleurs, a seul fait les fonctions, c'est-à-dire, qu'il a laissé passer assez de sang à travers ses vaisseaux, pour maintenir en activité tous les organes qui servent à la circulation.

Ces épanchemens de pus dépendent ou des suites de maladies inflammatoires, qui attaquent les muscles intercostaux, les côtes, la plèvre, les poumons, ou de l'engorgement de ces parties, qui se sont terminés par une suppuration qui peut être entretenue, et tous les jours augmentée, soit par la carie des côtes, par l'ulcération ou l'érosion de la plèvre, des poumons mêmes, qui, par suite, peuvent se trouver détruits en partie, même en totalité. Ces accidens ne se manifestent souvent par aucun des signes que l'on dit être propres à faire connoître l'existence d'un fluide épanché dans la poitrine; ce qui étonne le plus, c'est qu'il n'y a pas même de symptômes qui annoncent pathognomoniquement l'ulcération, l'érosion, et même la destruction totale des poumons. C'est ce qu'il sera facile de vérifier par les faits suivans :

Panarole a ouvert un homme dont le poumon gauche étoit détruit, en conséquence d'un amas de pus qui se forma dans la poitrine (1), quoiqu'il ait été malade

(1) On ne peut plus admettre que la présence du pus, amassé dans la poitrine, puisse devenir la cause de la destruction du poumon : il n'en peut être que l'effet.

pendant deux mois, il n'avoit point eu de difficulté à respirer, et la toux dont il étoit affecté étoit légère.

Voici un fait qui prouve évidemment deux choses ; la
première, qu'un poumon peut être malade, s'ulcérer,
produire un amas considérable de pus, enfin se détruire
entièrement, sans que le malade en éprouve la moindre
difficulté à respirer ; la seconde, qu'un poumon seul peut
suffire, et permettre le passage à une assez grande quantité
de sang, pour l'entretien de la circulation.

Ce fait prouve encore que l'on ne peut rien arguer de
la présence d'un fluide quelconque amassé dans une des
cavités de la poitrine, pour dire que, malgré sa présence,
le sang peut circuler librement dans les poumons, etc. ;
puisque dans ce cas le poumon étoit détruit et n'existoit
plus : or si une quantité de pus dépendant de la destruction du poumon, s'est épanché petit à petit dans une
cavité de la poitrine, et que pendant le tems que la nature
a employé, pour opérer cette destruction, le malade n'a
éprouvé aucune gêne dans la respiration (preuve que la
circulation n'étoit troublée en aucune manière) ; il faut
convenir que cette circulation n'a pu se faire que parce
que le poumon sain suppléoit à tout et fournissoit assez de
sang au cœur pour le maintien de cette fonction.

Ledran dit avoir vu quelque chose de semblable. Un
malade, qui avoit eu une oppression très-forte et une
douleur vive au côté gauche de la poitrine pendant trois
jours, se trouva mieux ; il n'éprouva pas une grande gêne
dans la respiration, de quelque côté qu'il se couchât ; la
seule chose dont il se plaignoit, étoit un flot qu'il sentoit
dans la poitrine et un peu de peine quand il étoit assis. Ces
symptômes ne parurent point assez décisifs pour l'opération ; on attendit ; la fièvre continua avec des sueurs froides,
et il mourut le huitième jour. Il avoit cinq pintes de pus
dans la poitrine.

On ne parle point , dans cette observation, d'où venoit ce pus ; dépendoit-il seulement d'une pleurésie, ou de l'inflammation de la plèvre et des poumons en même-tems ? Ce qu'il y a de sûr, c'est que les accidens de l'inflammation ayant cessés, quoique le pus s'épanchât dans la poitrine, et que, sans doute, la quantité augmentât tous les jours, il y a eu rémission dans les symptômes , et le malade n'a plus éprouvé une grande gêne dans la respiration ; cependant, à l'ouverture du cadavre ; on a trouvé cinq pintes de pus dans une des cavités de la poitrine. Si à-peu-près deux cent quatre-vingt-huit pouces cubes de pus amassé dans une des cavités de la poitrine (ce qui est plus que les deux poumons ne peuvent en contenir dans une forte inspiration), n'a pas produit une gêne qui dénote que la circulation en ait été aucunement troublée ; ce n'est pas (je pense) parce que le poumon , de ce côté, n'en étoit pas comprimé assez fortement pour empêcher le sang de passer à travers ses vaisseaux , mais bien parce que le sang ne pouvant plus traverser le poumon comprimé par le pus engorgé ou ulcéré, le poumon, du côté opposé, y a suppléé et a laissé passer assez de sang pour l'entretien de la vie.

Une femme âgée de cinquante-six ans, est entrée à l'hospice du Sud en Thermidor dernier ; elle avoit une grande difficulté à respirer, causée par une vive douleur qu'elle ressentoit au côté gauche de la poitrine pendant l'inspiration , ce qui rendoit sa respiration courte et laborieuse. Elle toussoit beaucoup et rendoit des crachats purulens. Le thorax, de ce côté, étoit plus élevé. Cette élévation commençoit à la partie supérieure et finissoit au-dessous de la mamelle ; on ne pouvoit y porter la main sans faire beaucoup souffrir la malade ; et lorsqu'on l'y appuyoit un peu fortement, on sentoit un frémissement bien marqué. Je questionnai cette malade, elle me dit

qu'en

qu'en juillet 1794, après avoir fait une course forcée, elle avoit gagné du froid; que, dès ce moment, elle avoit ressenti un point-de-côté avec fièvre, toux, crachement de sang; que guérie de cette maladie, il lui étoit resté une palpitation, un battement dans la poitrine, qui l'avoit fort gêné jusqu'en février 1795, et qu'ensuite elle avoit ressenti une plus grande douleur. D'après cet exposé, il m'a été facile de juger qu'il y avoit collection d'un fluide quelconque. Mais quelle étoit sa nature? étoit-ce du pus? étoit-ce du sang? Le frémissement que j'avois plusieurs fois senti, la palpitation et le battement que cette malade m'a dit avoir éprouvé, me donnèrent quelques craintes, et me firent soupçonner un anévrisme. L'état de cette malade empira de jour en jour, et l'élévation de la poitrine, qui augmentoit aussi, s'est portée jusqu'à la partie la plus basse, et là, entre les cartilages qui unissent la deuxième et la troisième des fausses côtes, il a apparu une tumeur avec fluctuation; j'y donnai un coup de trois-quarts, dans l'intention seulement de reconnoître l'espèce de fluide qu'elle contenoit. Lorsque j'ai vu que c'étoit du pus, j'ai agrandi l'ouverture, il en est sorti pour lors une abondante quantité, que j'ai estimé monter au moins à six à sept pintes. Quoique la respiration soit toujours restée courte et fréquente, la malade ne laissa pas d'en être beaucoup soulagée; pendant à peu-près quinze jours, elle s'est trouvée bien mieux; mais ensuite la fièvre augmenta, le dévoiement se mit de la partie, les forces se sont épuisées, et la malade succomba.

A l'ouverture du cadavre, j'ai trouvé les côtes cariées dans presque toute leur étendue, à l'exception de la première des vraies et de la dernière des fausses; la plèvre étoit aussi détruite, ainsi que le poumon, dont il n'étoit resté aucun vestige. C'est à l'ouverture de ce cadavre où j'ai trouvé que le poumon opposé étoit diminué de beau-

D

coup, et que la cavité qui le contenoit n'avoit rien perdu de sa capacité. Cet état des deux cavités de la poitrine prouve évidemment que le fluide épanché porte plutôt son action sur les côtes, que de refouler le médiastin vers la cavité saine, en rétrécir l'étendue, et pour lors gêner le poumon dans ses fonctions.

Je vais terminer mes remarques d'une manière péremptoire, en rapportant l'observation d'une maladie du poumon droit, avec épanchement d'une quantité considérable de pus, qui a durée plus de vingt ans, sans être accompagnée d'aucun signe ou symptôme qui ait pu la faire connoître, et qui, pendant tout ce tems, a passée pour une obstruction au foie.

Le curé Cochin dont j'ai parlé à l'occasion d'une adhérence partielle des poumons à la plèvre, au côté gauche de la poitrine, a commencé, dès l'âge de vingt-cinq ans, à ressentir une gêne, une douleur légère, mais continuelle à l'hypocondre droit, qui, par suite, lui donna de l'inquiétude, et l'obligea à consulter les plus célèbres médecins, qui tous, soupçonnans maladie au foie, lui conseillèrent des remèdes dont il ne retira aucuns soulagemens. Il resta dans cet état pendant quelques années; ensuite on commença à sentir une tumeur au-dessous des cartilages des côtes; petit à petit cette tumeur se rendit plus sensible, elle augmenta, elle s'empara non-seulement de toute cette région; mais elle s'étendit dans l'épigastre, et occupa la plus grande partie de l'hypocondre gauche: elle descendoit même au-delà de l'ombilic. Le malade porta très-long-tems cette tumeur, sans en être fort incommodé; à-la-fin les fonctions de l'estomach en furent dérangées, les digestions devinrent difficiles, et il a été un tems que, pour peu qu'il mît d'alimens dans son estomach, il en ressentoit une grande pesanteur, et sa respiration s'en trouvoit gênée. Quand il faisoit de longues

bourses , ou quand il étoit obligé de monter plusieurs
étages de suite , il s'essoufloit, et étoit forcé de rester là;
on attribuoit ces différens accidens , soit à la pesanteur,
soit à la compression que la tumeur faisoit sur les viscères du bas-ventre, soit à leur tiraillement et à celui du
diaphragme. Enfin la fièvre , un dévoiement continuel,
une leucophlegmacie générale furent les accidens qui le
conduisirent au tombeau.

J'ai fait l'ouverture du bas-ventre, et j'avoue de bonne-
foi que je croyois y trouver le foyer de la maladie. Il
y avoit sous l'hypocondre droit une tumeur fort volumi-
neuse , elle avoit déjeté le foie, qui étoit devenu bien
plus gros qu'il ne l'est ordinairement, non-seulement dans
l'épigastre , mais encore dans l'hypocondre gauche; il
descendoit plus bas que l'ombilic; il étoit couché sur
l'estomach qu'il comprimoit, et qu'il refouloit aussi dans
la région ombilicale ; il lui avoit donné une forme plate,
fort allongée. Je fis l'ouverture de la tumeur , il en sortit
au moins sept à huit pintes de pus , qui exhaloit une
odeur très-fétide. Cette énorme quantité me fit voir que
son foyer ne se bornoit pas dans le bas-ventre , et sa
situation me fit juger qu'il communiquoit dans la cavité
de la poitrine, ce qui s'est trouvé confirmé par l'ouverture que j'en fis ensuite. Pour lors je trouvai que ce pus
avoit été produit par l'entière destruction du poumon,
et qu'il n'y avoit aucune autre maladie dans la poitrine.
Peut-on supposer que cette énorme quantité de pus ait
pu séjourner dans la tumeur pendant plus de vingt ans,
sans s'y décomposer, et sans produire des accidens graves?
Ne seroit-il pas plus naturel de penser que, pendant
long-tems, le poumon malade, engorgé, avoit acquis un
volume assez gros, non-seulement pour remplir toute
cette cavité de la poitrine; mais encore pour produire la
tumeur du bas-ventre; que petit à petit ce poumon ma-

lade s'est détruit par la suppuration ; et que le pus qui
s'épanchoit à fur et à mesure , prenoit la place de la
partie détruite. Je ne donne ces idées que comme des
vraisemblances , mais on ne peut s'empêcher de les admettre
et ce fait démontre jusqu'à l'évidence qu'un poumon
peut être long – tems malade , obstrué , où que ce pus,
effet de sa destruction , peut s'amasser en grande quantité
dans une des cavités de la poitrine , sans que cette maladie
longue s'annonce par aucun signe pathognomonique ; elle
prouve de même que le fluide épanché porte plutôt son
effet sur le diaphragme , que sur le côté opposé ; que dans
ce cas le poumon sain fait la fonction des deux , et que
seul il reçoit , laisse passer à travers ses vaisseaux , et
fournit au cœur la quantité de sang suffisante , pour que
la circulation n'en soit troublée en aucune manière.

Maintenant que nous avons démontré que l'hydrothorax
ne peut pas servir pour prouver que dans l'état d'expiration complette , le sang circule assez librement dans les
poumons pour le maintien de la santé , il nous faut terminer ces recherches en examinant les conséquences de
Goodwyn les unes après les autres.

Ire CONSÉQUENCE. — Les poumons contiennent encore cent neuf pouces cubes d'air,
après une expiration complette, et dans l'inspiration cette quantité n'est augmentée que de
quatorze pouces.

Ces cent neuf pouces cubes d'air ne sont pas encore
trouvés. On a vu par mes recherches que je n'ai pu les
rencontrer , non plus que la contiguité des poumons à la
plèvre. J'ai fait voir que les poumons n'étoient pas assez
volumineux pour occuper toute la capacité des cavités
de la poitrine. Je peux donc aussi tirer ma juste consé-

quence qu'après une expiration complette, les poumons
ne contiennent pas ordinairement la cent sixième partie
de l'air dont parle *Goodwyn*. Quant aux quatorze pouces
cubes que les poumons reçoivent dans l'inspiration, je
vais en parler dans ma réponse à la deuxième conséquence.

IIme CONSÉQUENCE. — La dilatation des
poumons, après l'expiration, est à leur dilatation après l'inspiration, comme cent neuf
à cent vingt-trois.

Comme dans toutes mes expérience, j'ai trouvé les
poumons affaissés et éloignés des côtes après l'expiration
complette; comme dans l'état sain les poumons ne contiennent point d'air, j'estime qu'il ne faut s'occuper ici
que de la quantité de celui qui s'y trouve après l'inspiration. Jusqu'aujourd'hui les auteurs ne sont point
d'accord; le résultat de leurs expériences leur a donné
des produits bien différens. On voit que les uns ne font
monter cette masse d'air qu'à quatorze pouces, tandis
que d'autres en ont trouvé vingt, quarante, et d'autres
jusqu'à deux cents. J'ai dit et démontré que les poumons
plus ou moins sains doivent contenir, à raison de leur
état, plus ou moins d'air. D'après cela, je crois qu'il
sera très-difficile d'obtenir une exacte précision sur la
quantité que nos poumons peuvent contenir. Je pense
donc que ceux qui voudront s'en tenir à l'estimation de.
Goodwyn, doivent dire : La dilatation des poumons sains,
après l'expiration complette, est réduite à zéro, et leur
dilatation, après l'inspiration, doit être mesurée comme
zéro à quatorze.

III. CONSÉQUENCE. — Le sang circule

D 3

à travers les vaisseaux pulmonaires dans toutes
les périodes de la respiration naturelle.

Le sang ne peut circuler à travers les vaisseaux des
poumons, pendant toutes les périodes de la respiration
naturelle, puisque les poumons sont affaissés et qu'il n'y
a pas de contiguité entre eux et les parties contenantes,
puisque l'air *goodwynien* ne s'y trouve pas ; puisque,
comme l'explique le système de *Martine* (1), le sang
dans l'expiration remplit bien tous les vaisseaux qui rem-
pent sur les bronches ; mais il y est dans une sorte de
stagnation dont il ne peut sortir, qu'autant qu'il y sera
forcé par une nouvelle inspiration. J'estime donc que le
sang ne circule pas à travers les vaisseaux pulmonaires
pendant tous les tems de la respiration. J'ajouterai encore
que, comme dans l'inspiration, l'air reçu dans les vésicules
chasse, par la pression qu'il y exerce, tout le sang contenu dans les vaisseaux pulmonaires ; que comme dans
cet état le poumon se trouve presque exangué, si une
cause quelconque empêche l'air d'en sortir, les vaisseaux
resteront toujours comprimés, ne pourront plus se remplir de nouveau, et par cette cause, la circulation sera
encore arrêtée ; de-là une nouvelle preuve, qui nous fait
conclure encore que le sang ne circule pas à travers les
vaisseaux pulmonaires, pendant tous les tems de la vie,
et qu'il faut l'alternative entrée de l'air dans les poumons,
pour ouvrir les portes, qui, comme on voit, sont toujours fermées.

IVme CONSÉQUENCE. — La circulation,
après l'expiration, y est suffisamment libre
pour conserver la santé et l'intégrité du systême général des fonctions.

(1) Voyez page 13 et suivantes.

La circulation est si peu libre après l'expiration, que tout ce qui peut empêcher l'air d'entrer dans les poumons, pour dilater les vésicules bronchiques qui sont affaissées, et par là chasser le sang dont sont remplis les vaisseaux pulmonaires, suffit, non-seulement pour détruire la santé, l'intégrité du système général des fonctions; mais encore pour causer une mort prompte, qui dépend, dans ce cas, de l'arrêt du sang dans tous les vaisseaux pulmonaires. L'ouverture de la poitrine des noyés, et l'examen des organes en deviennent une preuve certaine (1).

PAR CONSÉQUENT la dilation des poumons n'est pas le but ou la cause finale de la respiration.

La dilatation des poumons est tellement une cause finale de la respiration, qu'il est bien prouvé que, sans elle, les animaux à poumons ne peuvent vivre ; mais il faut entendre ici la dilatation alternative, cette dilatation où le poumon affaissé dans l'expiration, reçoit, par l'inspiration de l'air qui le dilate, depuis zéro jusqu'à quatorze, vingt, quarante, deux cents. C'est celle-là qui est nécessaire pour donner au sang la facilité d'entrer dans les poumons et d'en sortir. Nous ne pouvons admettre la dilatation continuelle, parce que nous n'avons pu rencontrer les cent neuf pouces cubes d'air, sans lesquels elle ne peut avoir lieu. Conséquemment nous pouvons conclure que la dilatation des poumons est le but ou la cause finale de la respiration.

Maintenant il me reste à examiner la dissertation de *Menzies* dont j'ai déjà parlé (2) et où j'ai fait voir qu'il

_____

(1) Voyez la première section de l'ouvrage de GOOWDYN, page 8.

(2) Voyez page 7.

D 4

adopte les idées neuves de *Goodwyn*, renchérit beaucoup sur elles, et en corrige même les calculs. Mais il paroît penser qu'on ne doit pas regarder la qualité chymique que le sang acquiert dans son passage par les poumons, comme le stimulus essentiel des cavités gauches du cœur. Il attribue cette propriété beaucoup plus à la chaleur animale qui est le résultat de ce passage. Il est du même avis que nos fameux chymistes modernes sur la formation de cette chaleur dans les poumons ; c'est leur système calorifiant qu'il développe, qu'il propage, qu'il établit par des calculs, et qu'il appuie d'une belle et brillante expérience du docteur *Gardiner*, qui, pouvant servir à former la base de ce grand système, doit faire époque dans l'histoire du calorique animal. Par cela elle mérite bien d'être rappportée ici.

Ce physicien enleva le cœur et partie des gros vaisseaux d'une tourterelle, le vuida bien de sang, et le sécha, dans l'intention de le soumettre à des expériences : il l'enveloppa dans un mouchoir ; six à sept heures après il le tira, l'irrita, et trouva qu'il ne donnoit aucun signe de vitalité. Il étoit sec et ridé ; alors il le plongea dans de l'eau, dont la température étoit à-peu-près celle du lait qui vient d'être trait. Après l'immersion, il y apperçut des mouvemens et des tremblottemens ; il le plaça sur une table, et le piqua avec une forte aiguille ; il y excita aussi des palpitations qui durèrent quelque tems, jusqu'à ce que les parties fussent redevenues froides, et par cela même insensibles. Une nouvelle immersion dans l'eau tiède leur rendit leur irritabilité. Cette expérience démontre (*dit le docteur Menzies*) *que ce sont principalement la chaleur et l'humidité qui concourent à conserver le principe de la vie.*

Le docteur *Menzies* est donc du même avis que nos chymistes modernes sur l'effet de ce calorique animal : ils

disent que cette chaleur est le produit d'un calorique qui
se développe dans le passage de l'air par les poumons,
que là, l'air se décompose; que là, l'air vital entre en
combustion; que de cette combustion, il se dégage, 1_o. la
matière du feu sous forme de chaleur, qui, s'unissant au
sang qui parcourt les poumons, se répand avec lui dans
tous les organnes; 2°. un principe dont ils avouent ne pas
connoître exactement la nature, et à qui ils donnent le
nom de principe *oxigène*, parce qu'il est démontré qu'il
forme souvent des acides, en se combinant avec les corps
combustibles. Dans la respiration cet *oxigène* s'unissant à
un principe, qui sexhale du sang, et qui paroît être de
la même nature que le charbon, forme l'acide carbonique,
qui sort des poumons par l'expiration. De sorte que,
pendant le tems de la respiration, on voit qu'il se développe dans nos poumons un calorique suffisant, pour
échauffer tout animal à sang chaud et causer en lui une
chaleur qui, commençant, je suppose, par un, peut un
jour produire un feu capable de tout consumer.

Ce systême calorifiant ne me paroît pas mieux fondé
que celui de la qualité chymique que le sang acquiert
dans son passage par les poumons; l'un et l'autre me
paroissent bien loin de la vraisemblance. J'ai déjà donné
mon avis sur celui de la qualité chymique du sang (1);
je sens que j'aurais aussi beaucoup à dire sur la cause du
calorique animal; mais ce calorique n'a pas encore assez
échauffé mon imagination pour que je puisse en traiter
pertinemment. Je vais donc me contenter de dire ici ce
que je pense du nouveau moyen que *Menzies* propose
pour rappeler les noyés à la vie.

Menzies portant son attention sur les difficultés qu'on
éprouve pour rappeler les noyés à la vie, quoiqu'en

_____

(1) Voyez ma Recherche critique.

apparence , dans des circonstances favorables , présume
que cette difficulté est due à ce que l'air , poussé dans les
poumons , ne peut entrer en contact avec les dernières
vésicules de ces organes , à cause de la quantité d'écume ,
et d'acide carbonique qui les engorge , et qui s'oppose
à cette communication. Dans cette supposition , et lorsque
tout autre moyen paroît sans efficacité , il propose , au
lieu d'abandonner le noyé , de faire une incision à l'un
des côtés de la poitrine , de laisser , par ce moyen , un
des poumons s'affaisser , et repousser l'écume , et l'acide
carbonique qui le distendent et alors de recommencer
l'insuflation , dans l'espérance de réussir mieux par là
à déterminer l'action de lair pur sur les vaisseaux , pulmonaires. Il n'appuye cette proposition d'aucune expérience; mais il croit qu'il est probablement des cas , où
cette dernière ressource ne seroit pas inutile.

Avant de croire à l'utilité de cette ressource ; avant de
proposer de faire une incision pénétrante dans l'un des côtés
de la poitrine , il me semble que *Menzies* auroit dû réfléchir , et s'assurer si les moyens que *Goodwyn* conseille ,
ne suffisent pas ; s'il ne remplissent pas tous les avantages
que lui *Menzies* prétend retirer de son nouveau moyen ;
et si , après les avoir employé on peut , en vérité et en
conscience , en employer d'autres. En effet , parmi ceux
que *Goodwyn* propose , on trouve la description d'un
instrument construit sur les principes de la pompe qu'il
conseille , non-seulement pour introduire de l'air dans
les poumons ; mais encore pour en retirer l'eau , etc.
Il paroît qu'en proposant cet instrument *Goodwyn* étoit
bien convaincu que par son moyen on pouvoit faire plus
que de retirer des poumons les substances étrangères ,
que les bronches et vésicules pulmonaires pourroient
contenir , puisqu'il recommande de la précaution dans
son emploi , en disant : *L'on peut répéter cela une ou*

deux fois, mais toujours avec une grande précaution, pour éviter de rompre les vaisseaux pulmonaires.
Or, si au moyen de cette pompe, on peut rompre les
vaisseaux pulmonaires, et par conséquent en faire sortir
du sang ; qui ne voit pas que rien ne peut empêcher
que cet instrument n'enlève très-promptement toute l'eau,
toute l'écume, et tout l'*acide carbonique ;* en un mot
ne mette à sec bronches, vésicules, etc. Or, si cet instrument a été employé, les poumons doivent être bien
nettoyés, la route, jusqu'aux dernières vésicules, doit être
bien libre ; et l'air qu'on y soufflera entrera aisément en
contact avec elles. Cet instrument réunit donc tous les
avantages que l'on peut desirer ; et si par son moyen
on ne peut rappeler les noyés à la vie, c'est une preuve
que le principe vital est éteint, et qu'il n'y a plus d'action chymique capable de le rallumer. Pour lors on ne voit
plus pour quelle fin on feroit une incision pénétrante
dans une des cavités de la poitrine, elle seroit absolument
inutile et même dangereuse, comme je le ferai bientôt
voir. De plus, quand on admettroit quelques cas qui né-
cessiteroit à faire cette opération, voyons si elle rempli-
roit les indications curatives, et si les dangers qu'on en
doit craindre ne l'emporteroient pas en tout sur les avantages que l'on espéreroit en retirer.

L'indication curative de l'asphixie consiste à employer
avec promptitude les moyens les plus propres à rappeler les
noyés à la vie. Le retard et la longueur d'un procédé seront
nuisibles, et doivent en empêcher les heureux effets. C'est
dans ce cas où un docteur-chymiste ne doit pas perdre de
vue, qu'il y a *periculum in morâ.* Il faut donc, si l'on veut
réussir faire au plus tôt sortir des poumons toutes les
substances étrangères, si l'on soupçonne qu'ils en contiennent et qu'elles puissent nuire, pour y faire pénétrer
au plus vîte de nouvel air, sur-tout l'air vital, qui doit

fournir une bien plus grande quantité de calorique. La pompe opérera cet effet bien plus promptement qu'en faisant une incision pénétrante dans un des côtés de la poitrine. Quoique *Goodwyn* dise que l'air atmosphérique, entrant par son poids dans cette ouverture, et agissant sur la surface des poumons, les force de s'affaisser et de chasser l'air qu'ils contiennent, il est important de ne pas perdre de vue, et il faut que ses partisans sachent que *Haller* dit que cet affaissement se fait lentement et petit à petit, et voici comment il l'exprime : *Continuo sensim semper recedit à pleurâ pulmo lento, sed perpetuo gradu.* Or cette lenteur, dont la marche n'a pas encore été déterminée, si elle est telle que celle que j'ai remarqué dans ma troisième expérience (1), peut devenir préjudiciable. En effet combien faudra-t-il de tems pour que cet affaissement se fasse ? On n'en sait rien ! A quel signe pourra-t-on reconnoître qu'il est fait, qu'il en a chassé assez d'écume, assez d'acide carbonique, pour qu'on puisse espérer que le nouvel air que l'on introduira dans les poumons puisse entrer en contact avec les dernières vésicules ? On n'en sait pas davantage ! De sorte que si on souffle de nouvel air dans les poumons, avant que toutes les matières hétérogènes en soient sorties, on voit que l'indication ne sera pas remplie. D'autre part, on perdra à attendre un tems précieux, pendant lequel le principe vital aura le tems de s'envoler. Pour lors plus d'heureux effets à attendre du calorique, parce qu'il y sera porté trop tard ; et ce sera à la lenteur du procédé que l'on aura grand raison d'attribuer ce défaut de succès.

En outre, en supposant que par cet affaissement du poumon, on puisse parvenir à chasser des dernières vésicules

(1) Voyez page 19.

toutes les substances étrangères qui les obstruent, sera-
t-on bien sûr qu'il agira assez fortement sur elle, pour
les chasser au dehors, et qu'elles ne seront point arrêtées
dans les bronches, ainsi que dans la trachée-artère. On
sait que ces parties ne sont point soumises à l'action
immédiate des poumons, et leur organisation le prouve.
Les principales bronches sont formées de cartilages, qui
présentent assez de résistance pour empêcher l'applatis-
sement, ou le resserrement total de leur canal, en outre
le conduit de la trachée-artère ne se ressère point, il
reste toujours le même; de sorte que si dans l'affaissement
des poumons, on voit sortir, par la bouche, de ces substances hétérogènes, on sera convaincu qu'il en restera
dans toutes ces parties, et qu'elles en seront remplies. Il
faudra donc se servir de la pompe pour les vuider, avant
d'y introduire de nouvel air; car autrement cet air re-
fouleroit ces mêmes hétérogénéités vers les dernières
vésicules, d'où on suppose qu'elles sont sorties, ce qui
seroit cause que l'insuflation d'un nouvel air, au lieu
d'être salutaire, produiroit un effet tout opposé. Ce fait
peut être appuyé par les expériences cadavériques que
voici : Il m'est arrivé plusieurs fois en disséquant des
cadavres, dont les poumons étoient gorgés et remplis de
mucus ou de matière puriforme, de comprimer sur
les poumons avec la main, pour la faire sortir. Je les
affaissois bien, je faisois bien sortir de ces matières par
la bouche; mais j'ai toujours vu que les troncs principaux des bronches, ainsi que la trachée-artère en res-
toient entièrement remplis.

On ne pourra plus douter que ce nouveau moyen de
rappeler les noyés à la vie ne soit absolument inutile,
si aux preuves rapportées jusqu'ici, on y joint les faits
suivans :

Pendant le tems de la submersion les noyés laissent

échapper tout l'air qu'ils ont inspiré avant. Cette proposition se trouve encore confirmée par les expériences de Goodwyn (1). Ce docteur-chymiste dit qu'en différens tems les animaux plongés dans l'eau rejettent des petites quantités d'air, font effort pour en attirer de nouveau de l'atmosphère ; que par l'effet de ces efforts, le liquide qui les environne entre dans la bouche et souvent aussi dans les poumons. En outre, tout le monde sait que, lorsqu'un animal tombe en symcope, et qu'il a perdu tout sentiment et tout mouvement, tous ses sphincters sont relâchés; pour lors, rien ne peut empêcher l'air contenu dans ses poumons d'en sortir. Il n'est permis à personne de croire que la masse d'eau que les noyés ont sur la bouche, puisse faire bouchon, faire obstacle, opposer une résistance assez forte à la légèreté de l'air pour le retenir dans les poumons. Car, comme plus léger que l'eau, par cela seul il doit trouver le moyen de la traverser, pour gagner sa surface. Cet effet est prouvé en hydrostatique, par les loix de la pesanteur et de l'équilibre des liqueurs, dont les densités sont différentes.

On sait que plusieurs liqueurs, ou plusieurs fluides de nature différente, doivent occuper les places qui conviennent à leur pesanteur spécifique, de sorte que, si on mêle dans un même vase du mercure, de l'huile de tartre, de l'esprit-de-vin, de l'eau, de l'air, on a beau renverser le vase en l'agitant, chacune de ces liqueurs reprend sa place, les plus pesantes les premières et plus promptement que les autres. On sait aussi que si on prend une bouteille vuide, et qu'on l'enfonce profondément dans l'eau, le goulot en haut, la masse d'eau qui se trouve au-dessus de ce goulot, ne fait nullement bou-

(1) Voyez la première et la cinquième section de sa brochure.

chou ; au contraire , par la raison qu'elle est plus pesante
que l'air , elle oblige celui-ci à lui céder sa place et on
voit d'une part l'air sortir de la bouteille , en formant
des bulles qui traversent l'eau , tandis que celle-ci , qui
en prend la place , remplit bientôt la bouteille. Les
poissons n'ont pas besoin de gagner la surface de l'eau,
pour rendre l'air dont ils veulent se débarrasser. Du fond
de l'eau on voit sortir de leur bouche ou de leurs ouies
des bulles d'air qui traversent aisément l'eau et gagnent
sa surface (1).

(1) A propos de ces bulles d'air , qui, du fond de l'eau, la
traversent pour gagner sa surface , je crois que je ferai plaisir à
mes lecteurs de faire connoitre ici une manière de pêcher les
anguilles , dont le succès dépend entièrement des bulles d'air
qui sortent de leur bouche; c'est une pêche fort agréable pour
ceux qui la connoissent ; mais elle n'est connue que de peu de
personnes. Il y a dans le lieu de ma naissance (MONTDIDIER)
beaucoup de prairies, qui sont traversées par une rivière , qui
les parcourt dans un espace de plus de deux lieues Les proprié-
taires de ces prairies séparent leur terrain par des fossés larges
de trois à quatre pieds et profonds de deux à trois au plus ; ils les
remplissent d'eau des fontaines qui sont abondantes dans ces
endroits, ou par des saignées légères qu'ils pratiquent à la rivière.
Cette eau est très-claire , et dans un tems doux et calme on en
voit très-distinctement le fond. On est assuré qu'il y a des anguilles dans ces fossés par des trous , en forme d'entonnoir , que
l'on remarque sur la vase. Le nombre de ces trous est quelquefois considérables , et n'annonce pas que chacun d'eux recelle
une anguille. Pour s'assurer donc du lieu où elles sont, le pê-
cheur n'a autre chose à faire que de se mettre à l'affut; quand
il voit sortir d'un trou une bulle d'air, il est presque assuré que
là il y a une anguille, pour lors il se sert de sa ligne , arme son
hameçon d'un ver, le présente à l'embouchure du trou ; l'anguille
ne tarde pas à avaler cet appât; par le mouvement de la ligne,
on est assuré qu'elle a mordu à l'hameçon , et l'anguille es prise.
Il m'est arrivé plusieurs fois d'aller à cette pêche, et par ce moyen,

Quoique tous les faits que je viens de rapporter prou‑
vent évidemment que l'air doit être forcé de sortir des
poumons des submergés, par la seule raison qu'il en
sera chassé par l'eau, qui, par sa pesanteur spécifique,
doit en prendre la place ; il est de toute impossibilité
qu'on en trouve une quantité proportionnée à celle de
l'air qui en sera sorti. Cette cause de la pesanteur spé‑
cifique de l'eau, doit, dans ce cas, agir peu sur l'air
contenu dans les poumons. Il y en a une autre plus
puissante, qui le forcera de sortir, et empêchera que
l'eau ne prenne sa place, c'est le relâchement, l'affaisse‑
ment de la charpente osseuse de la poitrine ; même celui
des poumons qui produiront cet effet. Car dans le mo‑
ment de trouble et de suffocation, causé par la submer‑
sion, la poitrine ne peut rester dilatée ; il faut qu'elle
s'affaisse, et que toutes les parties se remettent dans leur
état naturel, et cet état est celui de l'expiration. Pen‑
dant le tems que la nature emploie pour opérer cet
effet, les vésicules pulmonaires qui s'affaissent petit à
petit, chassent à fur et à mesure l'air qu'elles contiennent,
et quand tout l'air en est sorti, leur affaissement total
empêche l'eau de les pénétrer ; elle ne peut avoir d'accès
que dans les principales bronches et la trachée. Cet
effet est naturel, et il me paroît que l'explication que
j'en donne est juste, et qu'elle répond assez bien aux
expériences qui ont été faites jusqu'à ce jour, qui toutes
concourent à prouver que quand on submerge des ani‑
maux, petit à petit ils rendent tout l'air qu'ils ont ins‑
pirés, et qu'à leur ouverture on trouve peu d'eau dans
leurs poumons. On peut donc affirmativement conclure

que je n'ai découvert que par hasard, j'ai souvent rapporté à la
maison quatre à cinq belles anguilles, et pour les attraper ce
n'étoit souvent pas l'affaire de deux heures.

qu'il

qu'il entre peu d'eau dans les poumons des noyés ; qu'il y a tout lieu de croire que cette eau ne pénètre pas au-delà des bronches, et que ce n'est point sa présence qui est la cause de leur mort. Je pourrois rapporter encore d'autres expériences, mais je crois que celles-là suffisent, pour prouver qu'il ne peut pas plus rester d'air inspiré, dans les poumons des noyés, que dans ceux des personnes étranglées. Quant à l'air goodwynien, comme il ne s'est pas encore fait connoître, en attendant que nos chymistes modernes aient répondus à toutes les questions que je leur ai proposé à son sujet, nous nous permettrons de croire qu'il n'existe pas.

L'écume formée par le mélange de l'eau et du mucus des bronches n'a pas assez de consistance, et ne peut pas plus empêcher l'air de l'insufflation de pénétrer jus-qu'aux dernières vésicules, et d'entrer en contact avec elles, et devenir la cause des changemens qui sont le ré-sultat de la submersion, qu'une même quantité d'eau que l'on introduiroit dans les poumons. On en trouve la preuve dans des expériences, faites par *Goodwyn*, que voici : *Je mis un chat dans la situation droite ; je fis une petite ouverture à la trachée, en coupant un de ses anneaux cartilagineux ; à travers cette ouverture, j'introduisis deux onces d'eau dans les poumons* (1), *aussi-tôt l'animal éprouva une difficulté de respirer, et son pouls devint foible ; mais bientôt ces syptômes se calmèrent, il vécut plusieurs heures sans souffrir sensiblement : enfin je l'étranglai et trouvai deux onces et demie d'eau dans les poumons.*

---

(1) C'est la quantité que Goodwyn a remarqué que les pou-mons d'un animal, absolument le même et qui avoit été submergé, contenoient. Voyez ses expériences, section II, page 13 et suivantes.

E

J'introduisis de la même façon deux onces d'eau dans les poumons de deux autres chats ; ils éprouvèrent un peu plus de difficulté dans la respiration, et leur pouls devint plus foible que dans l'expérience précédente ; mais en peu d'heures leurs plaintes cessèrent : je les étranglai, et je trouvai quatre onces d'eau dans leurs poumons (1).

Du résultat de ces expériences Goodwyn dit : *On peut conclure que quand même on introduiroit dans les poumons une quantité d'eau plus grande que celle qui y a été trouvée dans les dernières expériences, cette quantité ne produiroit pas encore des effets semblables à ceux qui résultent de la submersion.*

Il suit de-là que l'eau qui entre dans les poumons d'un animal qui se noie, n'est pas la cause immédiate des changemens qui s'opèrent dans son corps.

De cette suite d'expériences résultent les conséquences suivantes :

1.º *Ordinairement il passe dans les poumons des noyés une petite quantité d'eau.*

2.º *Cette eau s'introduit pendant les efforts que l'animal fait pour inspirer* (nouvelle preuve que l'air

---

(1) Je ne sais s'il n'y a pas amphibologie dans le récit de cette dernière expérience. On y voit bien que Goodwyn dit qu'il a introduit deux onces d'eau dans les poumons de deux autres chats, et qu'il en a trouvé quatre onces; mais ces quatre onces ont-elles été trouvées dans les poumons de chaque chat ? c'est ce que je ne vois pas bien clairement; j'aurois desiré ici plus de détail, cependant il y a à croire qu'il a trouvé plus d'eau qu'il n'en a introduit ; car dans sa première expérience on remarque qu'il a introduit deux onces d'eau dans les poumons d'un chat, et qu'à son ouverture, il en a trouvé deux et demie.

inspiré avant la submersion étoit sortie de ses poumons), et c'est elle qui, se mêlant au mucus pulmonaire, produit l'écume observée par les auteurs.

3.° La totalité du fluide qui se trouve contenu dans les poumons, ne suffit pas pour occasionner tous les changemens qui suivent la submersion.

De-là il suit que c'est indirectement et en interceptant le passage de l'air atmosphérique dans les poumons, que l'eau devient la cause des changemens que la submersion produit dans les noyés.

Les expériences de Goodwyn, ses conclusions, les conséquence qu'il en tire deviennent de nouvelles preuves que l'animal submergé perd tout l'air qu'il avoit inspiré, et que les changemens que la submersion produit, viennent de ce que l'animal ne peut plus inspirer de nouvel air, et qu'il meurt dans cet état d'expiration où les poumons son affaissés, ne contiennent plus d'air, ce qui fait voir bien clairement que l'incision à la poitrine, proposée par Menzies, est absolument inutile.

Si nous voulions faire ici l'énumération de tous les dangers attachés aux plaies pénétrantes dans la poitrine, quoiqu'elles soient simples ; si nous détaillions ici ceux qui quelquefois surviennent à la suite de la lésion de la plèvre, ceux qui ont lieu par la pénétration et la présence de l'air dans les cavités de la poitrine ; si nous parlions des risques que l'on court de blesser les poumons qui, suivant Goodwyn, etc., sont contigus à la plèvre et occupent toutes les cavités de la poitrine ; si nous exposions ici les précautions qu'il faut prendre et qui sont conseillées par les plus grands praticiens, pour éviter de blesser l'artère intercostale, dont les hémorragies, soit qu'elles se fassent dans l'intérieur ou à l'extérieur, doivent occa-

sionner un retard très-nuisible au succès de cette opération, on seroit bientôt convaincu que ce moyen doit encore non-seulement être rejeté comme très- dangereux ;
mais encore comme pouvant exposer la réputation de
l'opérateur, pour avoir tenté un moyen qui ôteroit tout
autre espoir de guérison. Ce n'est point là une opération
que l'on pourroit proposer de faire, en disant : *Satius est
anceps experiri remedium quam nullum.*

Aux Invalides, conjointement avec les *Morand* et
Sabathier, mes dignes et respectables maîtres, dont les
noms me seront toujours chers, j'ai donné des soins à
un entrepreneur, qui, en visitant le puits, s'y étoit laissé
tomber. Il y étoit resté plus de cinq heures à cause de
la difficulté que l'on eut à le trouver ; car il étoit au
fond de ce puits, où il étoit retenu dans l'angle de deux
tuyaux. Vu ce grand laps de tems, vu que cet homme
étoit froid comme marbre quand on le retira, et que
ses membres étoient déjà roides, nous étions pleinement
convaincus qu'il étoit mort, cependant pour satisfaire le
public, il nous a fallu rester auprès de lui, et nous lui
avons donné des soins continuels, au moins pendant trois
à quatre heures ; nous avons employé tous les moyens
connus ; enfin nous étions parvenus à le réchauffer, et
à rendre à son sang une fluidité si grande, qu'obligé
de lui faire une saignée, que la voix publique demandoit,
le sang est sorti par un jet, qui fit aussi-tôt répandre, par
toute la maison, le bruit que je venois de ressusciter un
mort. Hé bien, cette saignée a trouvé des contradicteurs
parmi des gens de l'art, qui ont dit que l'on avoit eu
tort de la faire, parce qu'elle avoit par là enlevé le peu de
sang encore fluide que contenoient les vaisseaux, et qui
avoit déjà acquis ou repris les qualités nécessaires pour
rappeler les noyés à la vie, et qu'il ne falloit que de la
persévérance dans les moyens déjà employés. Si dans ce

tems l'opération proposée par *Menzies* avoit été connue,
et qu'on l'eût faite, les mêmes personnes n'auroient pas
manqué de tonner contre, et elles auroient eues raison ; car
il leur auroit été facile de persuader au public, qui est
prévenu qu'une plaie pénétrante dans la poitrine , est
une maladie dangereuse ; que nous avions été cause, en
la faisant, que ce noyé n'avoit pu être rappelé à la vie.
On voit de-là combien il faut que les chirurgiens usent
de circonspection dans l'emploi des moyens dont ils doivent
se servir , sur-tout quand il paroît certain qu'on ne peut
pas même les admettre au nombre des douteux.

Quoique toutes les expériences que j'ai rapportées
dans cette dissertation me paroissent suffire pour détruire
toutes les idées neuves de *Goodwyn* ; je crains cependant encore de ne pas en avoir dit assez pour satisfaire
entièrement mes lecteurs. Je sens qu'il y auroit peut-être
encore des recherches à faire pour confirmer entièrement et d'une manière péremptoire toutes celles que j'ai
faites ; qu'en outre il faudroit peut-ête en faire d'autres ;
I.º sur la première section de l'ouvrage de *Goodwyn*,
relativement aux effets généraux de la submersion sur les
animaux ; 2.º sur la cinquième , par rapport à la nature
de la maladie que produit la submersion ; 3.º sur la
septième , où il s'agit de déterminer les meilleurs moyens
de guérir l'asphyxie des noyés : mais ces recherches
sont au-delà de mes pouvoirs ; il me faudroit du tems,
un local, et sur-tout des machines, des instrumens,
qui, sans doute sont entre les mains des professeurs du
collége de médecine ; car notre collègue *Hallé* , un de
ces professeurs, nous assure dans une note, à la fin de
son extrait de la dissertation de *Menzies*, qu'ils s'occupent en ce moment d'une suite d'expériences destinées
à constater les faits établis par *Goodwyn*, dans le cours
de son traité, et de comparer aux phénomènes de la

submersion , tous ceux que présentent les différens genres
d'asphixie possibles. Ce travail a pour but (dit - il) de
completter , autant qu'il se peut , la théorie de la respiration , celle de l'influence des différens *gaz* sur cette
fonction et sur les organes qui l'exécutent ; et de déterminer les différens traitemens convenables dans toutes
les espèces de morts apparentes.

J'ai la confiance que je ne dérangerai point de leurs
travaux ces savans , en les engageant à faire les expériences suivantes : 1.ᵉ Submerger des animaux , pour
savoir , d'une manière contre laquelle on ne puisse plus
rien alléguer , si dans les différens efforts qu'ils font
pour se débarrasser, tout l'air inspiré sort de leurs poumons , et si ces poumons, comme le dit Goodwyn , se
trouvent dans un état modéré de dilatation, c'es-à-dire,
moyen , entre l'état d'inspiration et celui d'expiration ;
s'ils sont contigus à la plèvre ; s'ils contiennent l'air
goodwynien. Et si par hasard cet air se trouve, je crois
qu'il sera bien essentiel de le soumettre à l'analyse chymique , afin que l'on sache qu'elle peut en être la nature.
Disséquer les poumons pour connoître en quel état sont
les vésicules ; si elles sont affaissées ou gonflées ; où
réside l'eau, le fluide écumeux ; s'il y en a dans les dernière s vésicules , ou si on ne le trouveroit pas plutôt dans les
bronches. Faire des expériences avec l'instrument en forme
de pompe proposé par *Goodwyn* , pour savoir précisément
et jusqu'à quel point on peut extraire des substances hétérogènes contenus dans les poumons , sans crainte d'en
déchirer les vaisseaux ; puis disséquer, pour constater si
ces vaisseaux sont intacts. Introduire encore , au moyen
de l'instrument, de l'air dans les poumons , une grande
quantité à-la-fois, *c'est l'avis de Goodwyn* mais je crois
que cette grande quantité est sujette à de grands incon-
véniens , elle doit crever les vésicules , etc. Il faut

donc multiplier, répéter cette expérience, jusqu'à ce qu'on soit parvenu à apprécier au juste la quantité d'air atmosphérique ou de *gaz oxigène* que les poumons peuvent recevoir sans danger. L'examen de leur intérieur est encore ici absolument nécessaire. Répéter aussi les expériences de *Goodwyn*, ouvrir la trachée-artère des animaux, introduire par cette ouverture de l'eau dans les poumons, ne point faire comme lui, les étrangler presque aussi-tôt ; au contraire les laisser vivre, pour savoir ce que deviendra cette eau, si elle sera absorbée, si elle sera rejetée au dehors, ou si par son séjour elle ne causera pas d'accidens, et quels ils sont. Faire aussi sur des animaux asphixiés l'incision pénétrante dans la poitrine, pour pouvoir affirmativement dire, si on peut en retirer quelques avantages. Je desirerois aussi que ces dignes professeurs voulussent faire les autres expériences que j'ai demandé aux chymistes modernes, et que j'ai eu soin de décrire dans mes recherches critiques sur l'action chymique de l'air dans les poumons. Je ne doute pas que du résultat de toutes leurs expériences, qui seront faites par mains de maîtres, nous ne parvenions bientôt à connoître parfaitement la grande influence de l'air atmosphérique et des différens gaz sur l'économie animale ; la nature de la maladie produite par la submersion et tous les effets qu'elle présente ; à lui assigner sa véritable place dans la nozologie médicinale ; enfin à trouver et à employer avec méthode les moyens les plus sûrs de délivrer les submergés de ce cruel état.

F I N.

De l'Imprimerie de S U R E T, rue Hyacinthe, n.° 522.

www.ingramcontent.com/pod-product-compliance
Lightning Source LLC
Chambersburg PA
CBHW071243200326
41521CB00009B/1604